青少年科学素养文库

叩开免疫之门

秦志海 顾漩 著

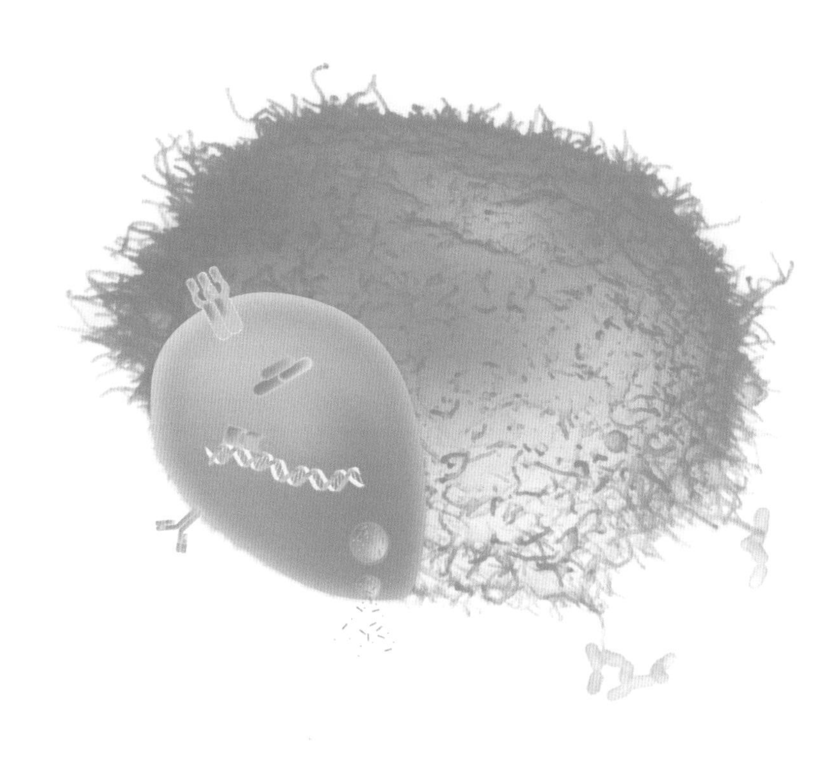

外语教学与研究出版社
北京

图书在版编目（CIP）数据

叩开免疫之门 / 秦志海，顾漪著．-- 北京：外语教学与研究出版社，2016.9（2021.8 重印）
（青少年科学素养文库）
ISBN 978-7-5135-8087-8

Ⅰ．①叩… Ⅱ．①秦… ②顾… Ⅲ．①医学－免疫学－青少年读物 Ⅳ．①R392-49

中国版本图书馆 CIP 数据核字（2016）第 231075 号

出 版 人 徐建忠
项目负责 章思英 刘晓楠
项目策划 何 铭
责任编辑 何 铭
封面设计 彩奇风
版式设计 彩奇风
出版发行 外语教学与研究出版社
社 址 北京市西三环北路 19 号（100089）
网 址 http://www.fltrp.com
印 刷 北京华联印刷有限公司
开 本 730×980 1/16
印 张 11
版 次 2016 年 9 月第 1 版 2021 年 8 月第 4 次印刷
书 号 ISBN 978-7-5135-8087-8
定 价 39.00 元

购书咨询：（010）88819926 电子邮箱：club@fltrp.com
外研书店：https://waiyants.tmall.com
凡印刷、装订质量问题，请联系我社印制部
联系电话：（010）61207896 电子邮箱：zhijian@fltrp.com
凡侵权、盗版书籍线索，请联系我社法律事务部
举报电话：（010）88817519 电子邮箱：banquan@fltrp.com
物料号：280870001

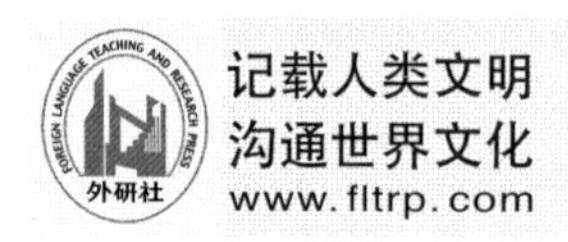

目　录

4. 获得性免疫反应的启动——抗原提呈

5. 人体的第二道防线——获得性免疫

6. 免疫与癌症

7. 免疫反应引起的疾病

作者序

这本小书就要与读者朋友们见面了！

感慨之余，不得不唠叨一下写作本书的动机和愿景。为什么要写这本书呢？很简单，为了让更多的人了解免疫学的奥妙。梁漱溟（1893 ～ 1988）曾经说过："恢复身体健康须完全靠生命自己的力量，别无外物可靠，外力仅可多少有一点帮助，药物如果有灵，是因其恰好用得合适，把生命力开出来，如用之不当，不惟不能开出生命力，反而要妨碍生命的。"这是梁先生从读医书中悟出来的。从西医角度讲，"把生命力开出来"指的就是发挥人体免疫系统的作用，所以免疫学是与抗病、防病密切相关的学问。譬如，动脉粥样硬化就是一种由免疫细胞引起的慢性炎症过程。再如，几乎每一种肿瘤的发生和进展都与免疫反应脱离不了干系。了解一些免疫学的知识，无疑会让我们更加了解自己、更加冷静地面对疾病。市面上专门介绍免疫学的科普图书少之又少，我们写这本小书，正是出于普及免疫知识的目的。

免疫学是一门既古老又新兴的学科。说它古老是因为自人类文明诞生以来就有关于抗病、防病的记载；而现代意义的免疫学非常年轻，如果从 1796 年詹纳发现牛痘疫苗算起也就只有 200 多年的时间。由于人类对健康长寿的要求越来越迫切，近几十年内现代免疫学得以迅猛发展，形成了许多新分支，如抗感染免疫学、肿瘤免疫学、移植免疫学等。生物在不断进化，免疫学永远有新课题等待一代又一代年青人加入到研究队伍中。

作为一本启蒙读物，本书尽可能回避艰涩难懂的生物学术语，代之以发明、发现过程中的若干奇闻逸事，以确保普通读者能够读懂。这本书大体上分成两大部分：第一部分（包括“获得性免疫”及之前的内容）介绍一些与免疫学相关的基础知识和几种重要的免疫细胞，以及简单的免疫反应机制。第二部分（包括“免疫与癌症”和“免疫反应引起的疾病”）介绍一些常见的疾病以及这些疾病背后的免疫反应“真相”。这两部分互相关联又彼此独立，如果读者朋友觉得第一部分的介绍过于艰涩，或许可以直接阅读第二部分；而如果读者朋友还想更加深入地了解免疫学知识，我们在相应的章节提供了相关网址，供大家参考。

本书的创作过程可谓漫长且曲折。在此，我们要感谢中国科学院生物物理所秦志海实验室吴帆、荣丽洁、李潇等同志的帮助，书中部分图片由她们帮助采集；还要感谢所有在本书编写过程中提出宝贵意见、给予无私帮助的同仁！

Chapter 1

免疫与健康

人类的历史总是与传染病相伴相生。在现代医学尚未发展起来的“前夜”，瘟疫无疑是令人闻风丧胆的魔鬼。传说月黑风高的夜晚，可怕的幽灵在屋脊上跳跃前行，所到之处，阖家染病而亡。这大约就是古人对瘟疫恐怖印象的反映。“免疫”最开始的意思就是“免除瘟疫”，是随着人们对传染病的认识而发展起来的，并在现代医学的迅速发展中，获得了更加丰富而广阔的内涵。

现在我们所说的“免疫”，首先指人体的一整套免疫系统，宽泛地讲，所有能够抵御外来入侵、对抗感染的组织都可以归入免疫系统，包括免疫器官、免疫细胞和相关的免疫分子；其次指人体对免疫系统判定为“异物”的一连串应答，也就是免疫反应。

之所以要给“异物”加引号，是因为人类的免疫系统有时会出现误判，将一些原本为“自己人”的东西当成异物。这里将简单介绍众多疾病的根源。我们将看到，危害人类健康的，不仅仅是外来的细菌、病毒等危险物，还有与我们和平共处或相依为命的无害物或营养物。譬如花粉或牛奶过敏就是对原本无害的外来物产生了免疫反应；而自身免疫性疾病，更是“大水冲了龙王庙”，错把自己人当成陌生人。

可见，免疫是把双刃剑，人们时常所说的“增强免疫力”未必是好事。凡事过犹不及，免疫力低下固然会导致身体易遭病原微生物攻击，而免疫反应过于剧烈乃至不分彼此，也可能会造成非常可怕的后果。

从天花说起

民间传说，明太祖朱元璋长得奇丑无比，脸长如马，关键是这张“马脸”上还分布着点点星辰——据说是他小时候得天花留下的疤。这个传说是否确切早已无从考证，不过，在明太祖生活的 14 世纪，天花的的确确是威胁人类健康的可怕瘟疫之一。一直到清王朝，天花依然是缠绕皇室的梦魇。顺治皇帝少年登基，一直致力于拓展大清帝国的基业，然而，也就是这个时候，天花肆虐。为了“避痘”，顺治皇帝不仅一度不敢上朝，还不得不躲到荒郊野外，试图避开天花的“追杀”。即便如此，顺治还是染上了天花，去世时年仅 24 岁。而顺治皇帝的儿子玄烨更是出生不久就离开皇宫来到现在的福佑寺“避痘”。但是，玄烨依然在两岁时候染上了天花。幸运的是，玄烨躲过了一劫。也正因为玄烨强健的体质，使当时已经病危的顺治下定决心将大清帝国托付给玄烨，于是有了接下来的康熙王朝。康熙皇帝专门设立了“查痘章京”一职，致力于防治天花。当时流行的免疫方法是“吹鼻种痘法”，就是把良性天花患者的痘痂磨成细粉，加入冰片、樟脑，吹入接种者的鼻子中；这样接种者会患上轻微的天花，病愈后就会对天花终身免疫。康熙皇帝的这个举措无疑具有重大意义，至少在后来的 100 多年里，令大清帝国惶惶不可终日的天花终于得到了有效的遏制。史学家将天花流行称为人类史上最大的种族屠杀事件，可见这种烈性传染病的凶险。它不仅给后人留下了诸多历史传说，还大手笔地改写了人类历史。

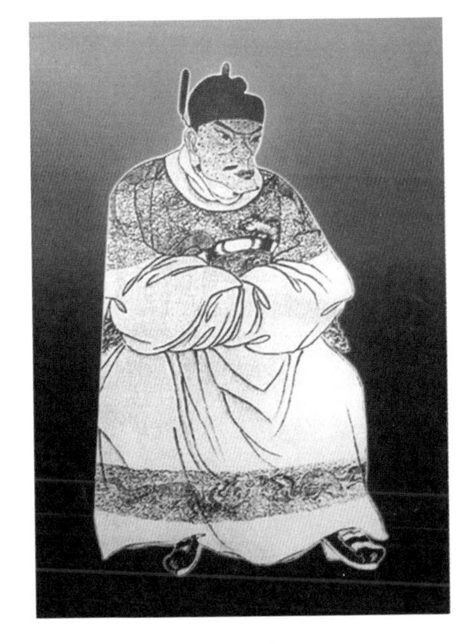

朱元璋

就在太平洋对面，15 世纪末，在传自欧洲人的瘟疫的肆虐下，美洲土著幸存者还不到十分之一。就天花来说，1796 年，英国乡村医生爱德华·詹纳（1749 ～ 1823）发明了牛痘接种法。这

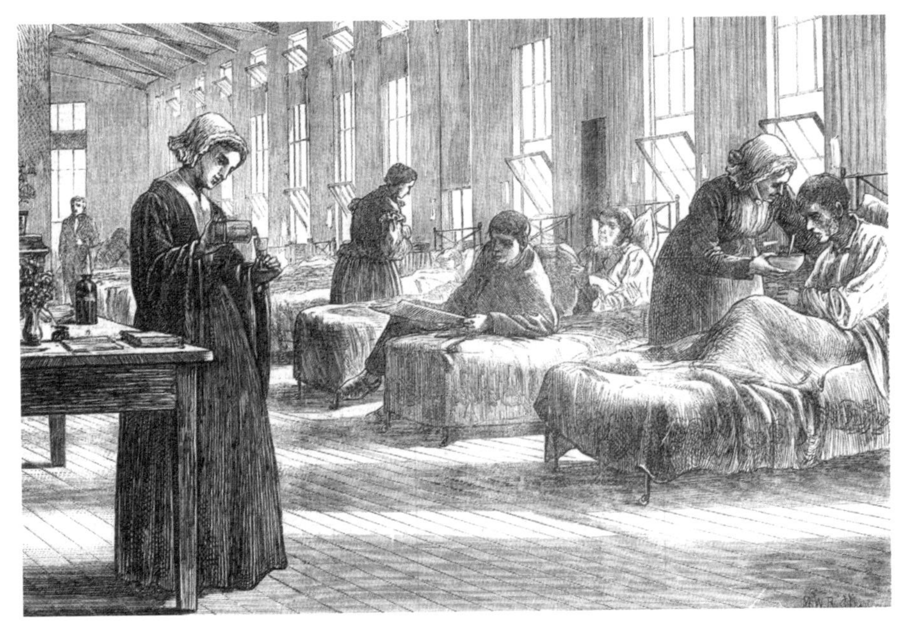

天花流行

18 世纪在欧洲天花的大流行造成 6 000 万人死亡。

种方法被称为种痘法，比之前的“吹鼻种痘法”更安全、更高效。通过广泛的预防接种，人类终于成功消灭了天花。詹纳因这项发明获得英国国会奖金，该发明开创了人工主动免疫的先河。

然而，时至今日，传染病依然是人类社会的一大威胁。相信大多数读者都得过流行性感冒（简称流感），流感在人类历史上同样是赫赫有名的杀手之一，并且直到现在，人类都没有很好的方法对付它。1658 年，意大利威尼斯发生流感流行，前后死亡了 6 万人，人们以为这是上帝派来的魔鬼，便将这种疾病命名为 influenza（意大利语为“魔鬼”的意思），并沿用至今。1918 年，世界上发生了一起非常著名的传染病流行事情——西班牙流感大流行，这次流感是历史上死亡人数最多的瘟疫，全世界共有 5 亿以上的人被感染，造成的死亡人数远远超过第一次世界大战导致的死亡人数。较为近期的则是 2009 年的甲流暴发，截至 2009 年 12 月 27 日，据世界卫生组织报告，甲流在全球已造成至少 12 220 人死亡。这些数字可谓触目惊心。

流感看起来更麻烦些——流感病毒的变异性相当高，很难像天花那样找到足够高效的疫苗来预防这种疾病的肆虐。不过，人体感染流感之后同样能产生相应的免疫力。著名的例子是 1977 年开始出现的俄罗斯流感，引发这次流感的病毒正是 1950 年病毒株的变异体，所以，曾经在 1950 年病毒流行期生活过的成年人均具有一定的抵抗力，表现为轻微的感染，而青少年则出现了很高的发病率。

免疫学的诞生

免疫学是人类在长期与疾病做斗争的过程中发展起来的。最开始，“免疫”的意思就是“免除瘟疫”，即如何能够保护人体免遭疾病威胁。所谓“增强免疫力”也是这个意思——通过增强机体免除疾病的能力，从而减少疾病的发生。

不过，随着现代免疫学的发展，“增强免疫力”似乎变得经不起推敲。几乎没有一种疾病能与机体的免疫应答脱开关系，免疫应答既可以是捍卫人体健康的卫士，也可能是导致多种疾病的元凶。这里我们要研究的就是广义的免疫学，即人体对所受威胁的反应过程。

正所谓“知己知彼，百战不殆”，要了解免疫学，必须先知道人体免疫系统的组成。什么是免疫系统呢？免疫系统就是人体对抗感染、入侵的一套防御体系。一般来说，免疫系统包括免疫器官、免疫细胞以及抗体、细胞因子等多种免疫相关分子。免疫器官又分成中枢免疫器官和外周免疫器官，前者包括胸腺、骨髓，是免疫细胞产生的主要位置；后者包括脾、淋巴结等相关组织。免疫细胞则包括 T 细胞、B 细胞和巨噬细胞等。抗体是指人类免疫系统分泌产生的一类免疫球蛋白，能特异性地与相应抗原（参见第 10 页）结合，形成抗原－抗体复合体；细胞因子是由多种细胞分泌的可溶性蛋白和多肽的总称，包括干扰素、白细胞介素、肿瘤坏死因子、趋化因子等，可在细胞之间传递信息、调节细胞的生理过程。

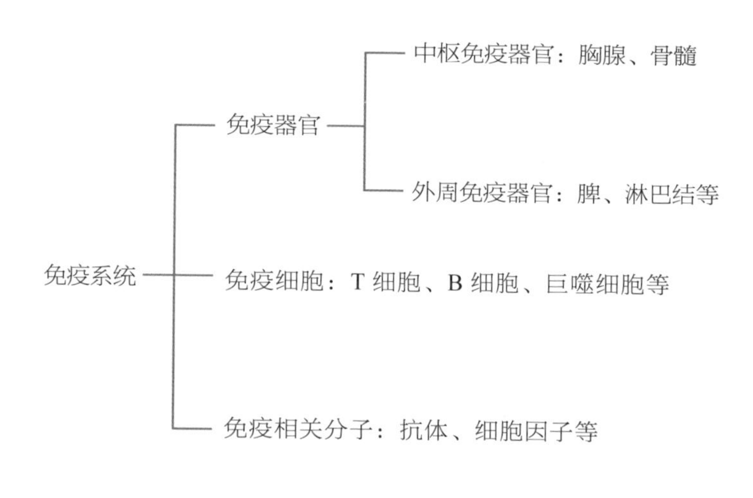

免疫系统的组成

此外我们还得了解自己的敌人，这些威胁从何而来？它们的脾气秉性如何？下面我们将对此进行详细的介绍。

免疫反应的起因

人类生活在大自然里，既离不开环境，又受到环境的影响。那么，环境中的哪些因素会引起人体免疫反应导致我们生病，而我们的身体又是如何对抗这些影响因素的？

这曾经是困扰人类的一个巨大问题。究竟是什么引起了如此多可怕的疾病？让我们把日历翻到1882年3月24日。这是一个星期五，下午七点，德国细菌学家罗伯特·科赫（1843～1910）向柏林生理学会的众多科学家宣读了他的发现——结核杆菌是引起肺结核病的元凶。科赫用自己的实验证明，他能够从患者体内分离出结核杆菌，这种杆菌能够生长、传播，并导致健康人患上结核病。

这一天成了医学史上值得永远铭记的一天。正是在此之后，大众的视线开始转向微观领域，

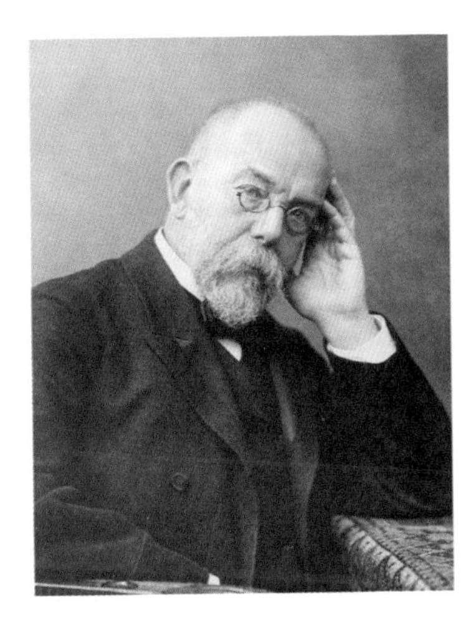

罗伯特·科赫

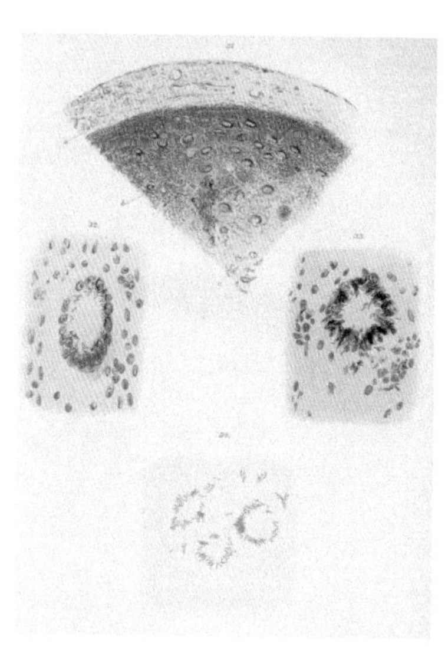

科赫当年画下的结核杆菌

逐渐发现各种细菌与众多可怕的疾病息息相关，逐渐发现人体血清中含有大量能够阻止病原体入侵的抗体，也逐渐发现“物质”上的人和精神上的人一样，不断在认识自己并试图摆脱不适合自己的环境因素。

那么，环境中哪些因素会引起人体的免疫反应呢？能引起免疫反应的物质叫免疫原，又叫抗原。

或许可以这么描述抗原：被人体免疫系统判定为入侵者的物质，它能够刺激人体产生免疫应答，并能够与免疫应答产生的抗体结合。抗原时不时地会给我们的身体造成麻烦，免疫系统要么集结力量将其消灭，要么无奈地与其和平共处。

根据抗原的来源和特性，我们可以大体将其分为三类。第一类是大家所熟知的细菌、病毒，它们被统称为病原微生物。第二类是原本对身体无害的外来物质（如花粉），因为种种原因，它们导致身体出现了免疫反应，这类物质叫过敏原。最后一类则是我们自身来源的物质，是被误判为敌人的自身成分，被称作“自身抗原”。

先来看第一类抗原，结核杆菌就属于这类抗原。事实上，微生物和我们一样是这个星球上的生命，它们在地球上出现的时间比人类早很多。地球上最原始的生命形式之一是单细胞生物。单细胞生物种类繁多，其中出现较早、形态较原始的叫原核生物。我们通常所说的细菌就属于原核生物，原核生物是由原核细胞构成的，原核细胞的共同特征是：没有膜包被的细胞核，只有一个由裸露 DNA（脱氧核糖核酸）构成的拟核，脂类、多糖等营养物质形成胞质颗粒漂浮在细胞质中。整个细菌包裹着一层细胞膜，细菌呼吸和获取能量的装置就镶嵌在细胞膜上。细胞膜外侧有一层厚实的细胞壁，有些细菌的细胞壁上还会伸出鞭毛，细菌通过旋转、摆动鞭毛来实现自身运动。

细菌个体非常小，直径通常仅有 1 微米（1 微米 $=10^{-6}$ 米），甚至零点几微米。不过，细菌同样能够完成生命体所必需的代谢、运动、繁殖等功能。根据不同的代谢方式，我们可以将细菌分为两大类。一类是自养菌，这类细菌单单依靠二氧化碳就能维持生存；另一类细菌则需要直接从有机物中获取能量，这类细菌被称为异养菌。从健康层面上讲，异养菌与我们的关系更加密切——几乎所有能导致疾病的致病菌或者条件致病菌 * 都是异养菌。

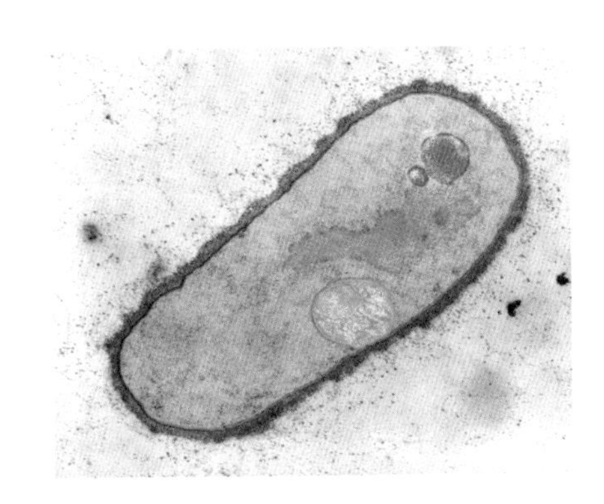

细菌的结构

蓝色部分为拟核，红色部分为细胞壁。

细菌是如何致病的呢？在合适的条件下，细菌侵入人体，一方面通过大量繁殖直接造成组织结构受损；另一方面细菌本身的菌体成分和其分泌的物质也可能造成毒性。例如，有一种近似球体的细菌叫金

* 指在一定条件下能导致疾病的细菌，它们是在人体内生存的正常菌群，只有在集聚部位改变、机体抵抗力降低或菌群失调时，才会导致疾病。

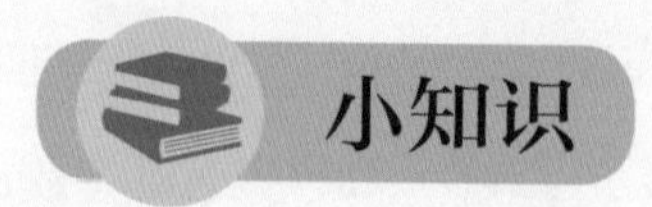

原核生物和真核生物

原核生物与真核生物最显著的区别在于其构成细胞是否有核膜包被的细胞核，前者无，后者有。一般来说，球菌、杆菌、螺菌、弧菌均属于细菌，细菌为原核生物；而酵母菌、霉菌则是真菌，属于真核生物。此外，所有植物和动物都属于真核生物。包括螺旋藻在内的蓝藻是原核生物，而红藻等其他藻类一般为真核生物。真核细胞具有更加复杂的结构，细胞器的种类也更加丰富。

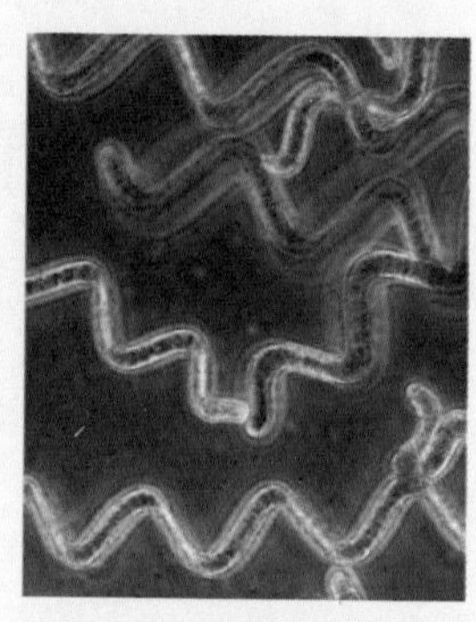

螺旋藻

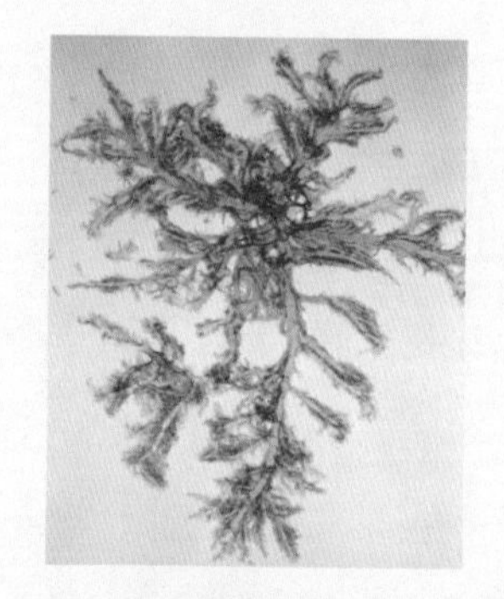

红藻

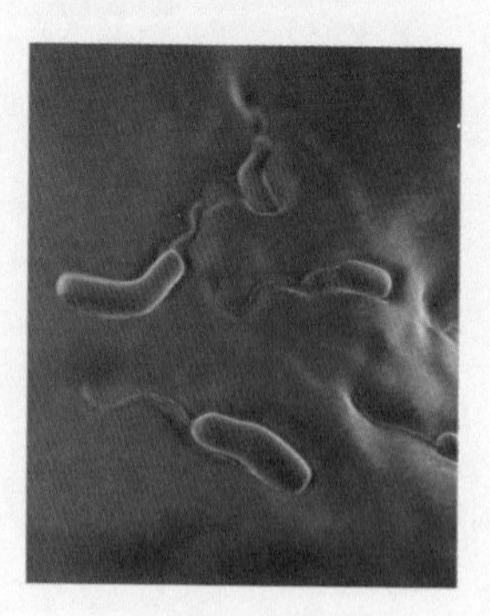

霍乱弧菌

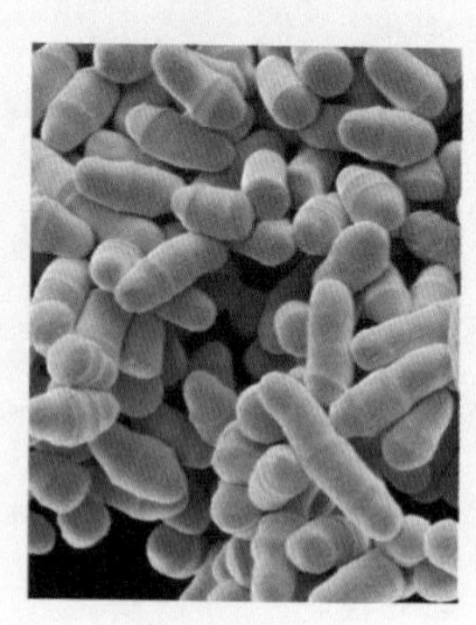

酵母菌

原核生物　　　　真核生物

黄色葡萄球菌，属于球菌中的一种。这种球菌直径大约 0.8 微米，在显微镜下排列如同葡萄串，能诱发多种疾病，例如食物中毒等。大约有一半的金黄色葡萄球菌能够产生肠毒素，造成患者呕吐、腹泻等。这种物质引起的食物中毒在所有细菌性食物中毒病例中占到相当大的比例，在美国这个比例为 33%，而在加拿大则达到 45%。为避免食物中毒的发生，我国卫生部门颁布的食品安全标准对金黄色葡萄球菌的存在数量做出了明确的规定。

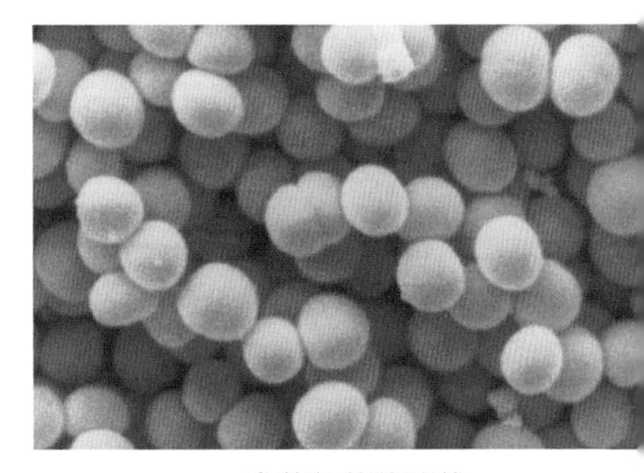
金黄色葡萄球菌

和细菌相比，病毒或许只能算作“不完整”的生命。它仅有一小团核酸和蛋白质，甚至只有蛋白质，不具备细菌那样的细胞结构。可想而知，病毒只能寄生于活的细胞中，其核酸复制和蛋白质合成必须依靠宿主细胞提供的酶和氨基酸等才能完成。绝大多数病毒直径仅 100 纳米（1 纳米 $=10^{-9}$ 米）大小，只有用电子显微镜才能比较清楚地观察到。不过，病毒却是导致多种疾病的罪魁祸首。我们熟知的艾滋病、乙型肝炎，乃至曾经肆虐非洲大陆的埃博拉、出血热等都是由病毒引起的。

一般来说，病毒包含病毒核心和衣壳两个主要结构：病毒核心是一团遗传物质，由 DNA 或 RNA（核糖核酸）组成；衣壳则是蛋白质构成的保护病毒核心的外衣。病毒的繁殖依赖于宿主细

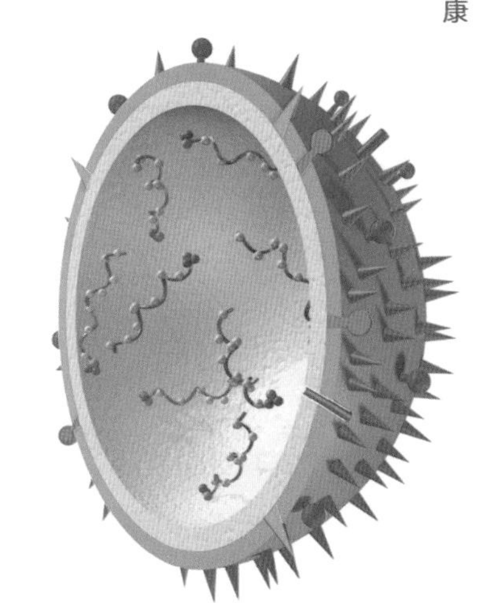
病毒的基本结构

胞，它首先需要粘附在易感细胞（即适合进行感染的细胞）表面，然后穿过细胞膜进入细胞内部。在细胞中，病毒脱去衣壳，暴露核酸。在宿主细胞的酶、蛋白以及核酸帮助下，病毒本身的遗传物质（核酸）得到复制。不同的病毒有不同的复制方式。完成复制后，大多数病毒将与蛋白质组装，重新成为成熟的病毒颗粒，释放到细胞外部。某些病毒，如肿瘤病毒，能够将自身基因嵌入宿主基因，令其遗传物质进入子代细胞。

第二类抗原是一些原本无害的外来物，如植物、食品、花粉等。有时它们表面携带的某些生物分子能够与人体中的抗体发生反应而产生免疫应答，从而导致严重的后果。

其中，最常见的就是过敏。过敏最早是在观察动物摄食中发现的。人们很早就发现，兔子在多次摄入鸡蛋蛋白后，可能会突然死亡。1901年，法国生理学家夏尔·罗贝尔·里歇（1850～1935）和医师保罗·琼斯·波尔捷（1866～1962）一起参加了一支海洋考察队。他们乘坐的轮船载有一个实验室，在那里，里歇和波尔捷发现，如果从水母、海葵等生物的细胞中提取汁液，注射到狗体内，那么狗并不会表现出什么异常。但是，如果22天之后，将同样的汁液再次注射到狗体内，狗就会发生严重异常，25分钟内即可死亡。第二年，里歇将这个现象命名为

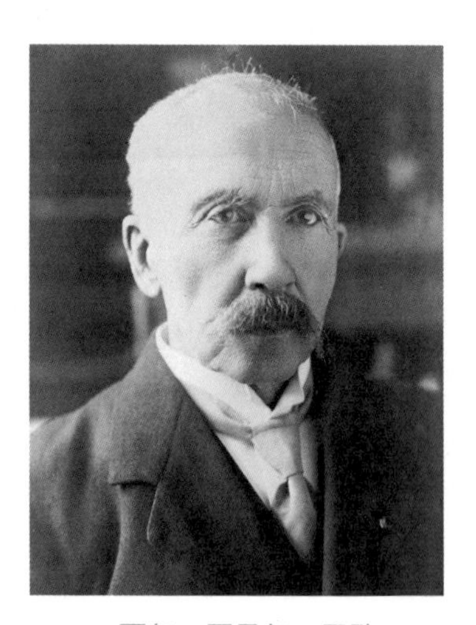

夏尔·罗贝尔·里歇

病毒与内含子

真核细胞的DNA中存在大量不被表达的冗余序列，我们称之为“内含子”。这些沉默的基因序列到底是如何产生的？基因中存在冗余序列似乎并不符合进化所应当追求的高效、简洁原则。

一种有意思的推测认为，这些内含子可能来自病毒复制。例如，有一种被称为逆转录病毒的RNA病毒，它的遗传信息是由RNA记录的。在复制过程中，RNA病毒会在逆转录酶的作用下，从RNA合成DNA。一般情况下，遗传信息由DNA记录，根据DNA上的遗传密码转录为信使RNA分子（mRNA）。逆转录病毒能够在逆转录酶的作用下，从病毒RNA逐步合成双链DNA，整合进入细胞染色体DNA。再如，某些DNA病毒感染宿主细胞后，能够偶然地将部分病毒基因片段插入细胞染色体DNA，使子代细胞携带上病毒DNA。或许真核细胞中某些沉默的基因就是病毒寄生留下的痕迹。

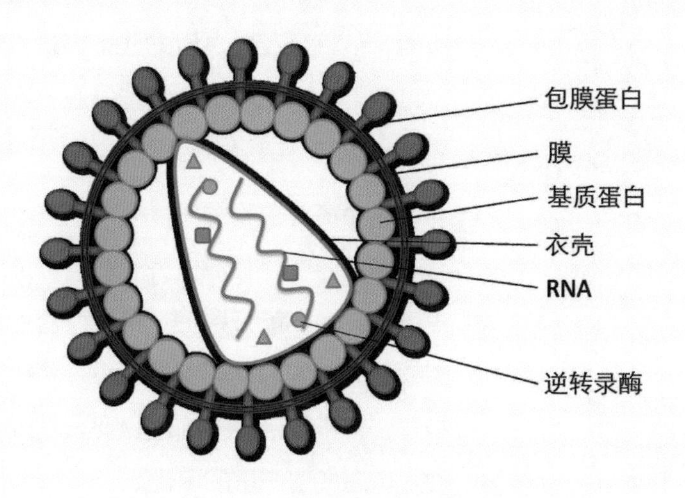

逆转录病毒的结构

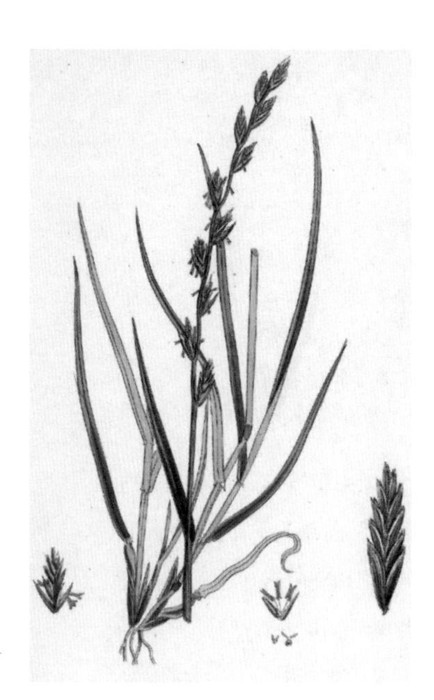

黑麦草

anaphylaxis，即 phylaxis（保护）的反义。意思是说，提前注射毒素没有诱发机体对该抗原的保护性反应，反而使机体对毒素更加敏感。里歇因此获得了 1913 年的诺贝尔生理学或医学奖。

现在大家对“过敏”这个词已经不陌生了，但我们仍然很难有效地预防和治疗某些过敏。可以这样描述“过敏”：人体在第一次接触到某种物质后，体内产生了针对该种物质的免疫细胞活化；在一定时间内第二次接触这种物质时，人体即会产生对该物质的强烈应答，即我们所说的过敏反应。

一个著名的例子就是花粉过敏。“面朝大海，春暖花开”可不是谁都有福消受的。很多人一到春天就开始眼含泪水、咳嗽鼻涕不断，这就是花粉过敏的典型症状。患有花粉过敏的人一出门就非常不舒服，不得不依靠抗过敏药物求得暂时的安宁。

作为高等植物的雄性生殖器官，花粉含有非常重要的生物活性分子和营养成分。几千年前，人们就开始把花粉用作营养食品和药物，有的史书甚至盛赞花粉是“神灵的食物”。然而，花粉过敏也给全球 10% 左右的人口造成了严重的困扰。

例如，黑麦草就是一种富含致敏性花粉

的植物。人们通过研究发现，黑麦草花粉中的某些多肽与其他植物花粉（如橄榄树花粉）中的多肽致敏原在氨基酸序列上具有一定的相似性。再如，桦树和榛子树的花粉也存在某些相似的多肽致敏原，一旦被吸入鼻腔，就会刺激鼻黏膜下的肥大细胞，使肥大细胞释放出组胺等炎症介质*，导致鼻腔受到刺激，从而使人出现喷嚏、鼻塞等症状，诱发过敏性鼻炎，令患者痛苦不已。

与花粉过敏机制类似的还有食物过敏。我们周围或多或少会有一些对海鲜、鸡蛋等等食物过敏的人。这些食物中的特殊成分被吸收进入胃肠道，就能够激活胃肠道黏膜中的免疫细胞，导致腹泻、呕吐；被吸收进入皮下组织，就能够激活皮下组织中的免疫细胞，引起荨麻疹。

从这些典型的过敏反应中，我们可以看到，过敏的实质是某些成分或分子导致人体出现了不应该发生的免疫应答。这类应答在医学上归为I型超敏反应。除此之外，外来组织、器官等“异己”的细胞表面同样携带有会被人体免疫系统认定为入侵者的标志，因此器官移植过程往往会导致免疫应答，使器官移植失败，这类应答在医学上归为II型超敏反应。

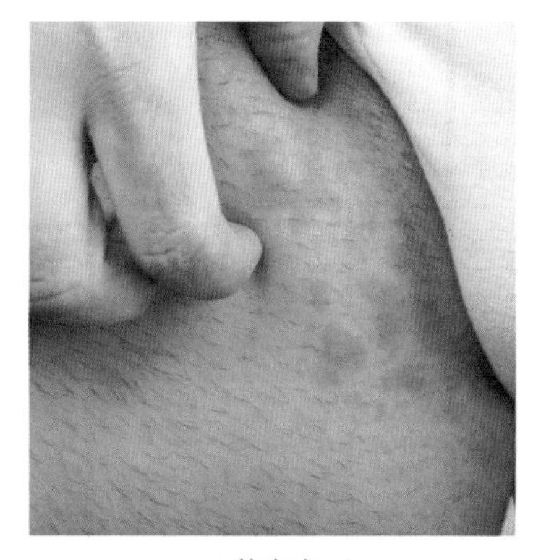

荨麻疹

俗称风疹。患者常感觉皮肤瘙痒，继而出现风团，可在数小时至数十小时内消退，但以后还会出现新的皮疹。

最简单、也是最早实现的移植当属输血。历史上，医生们曾试图往病危垂死的患者体内输入

* 指参与、介导炎症反应的化学因子。

	A 型	B 型	AB 型	O 型
红细胞类型	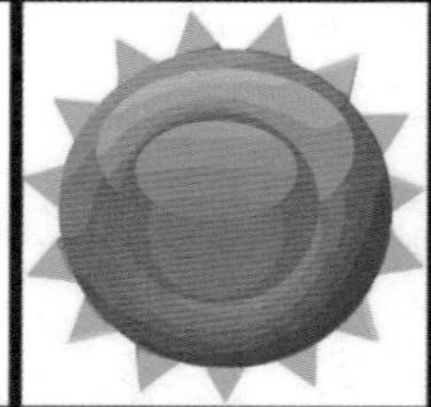	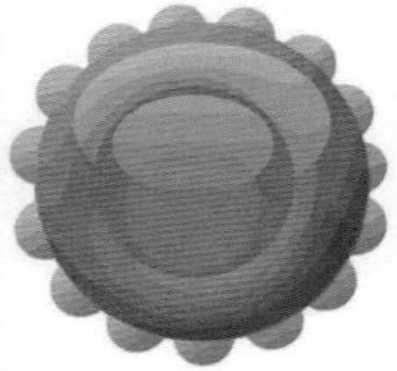	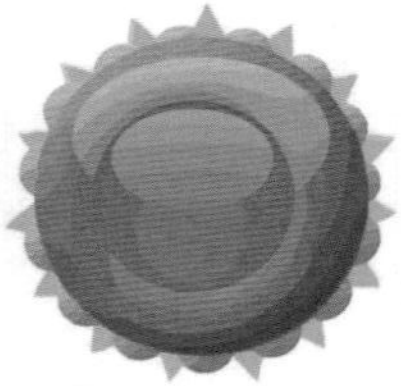	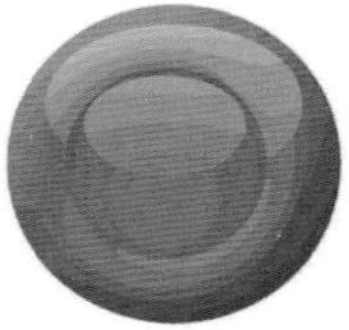
携带抗体	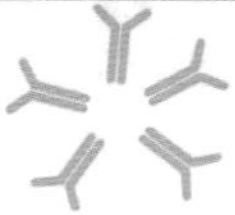 抗B抗体	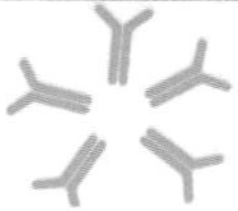 抗A抗体	无	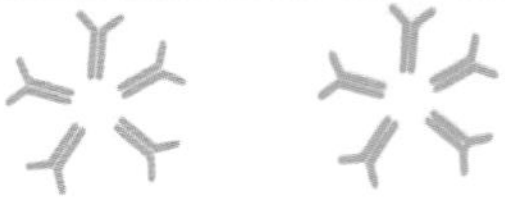 抗A抗体、抗B抗体
携带抗原	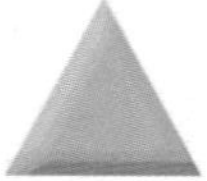 A抗原	B抗原	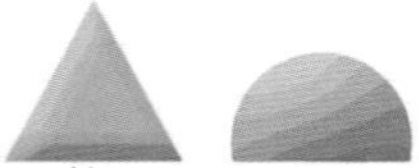 A抗原、B抗原	无

ABO 血型

羊血或者其他人的新鲜血液，幸运儿的起死回生让医学界对输血疗法充满了憧憬和期待。然而，当这种方法大量应用于临床时，却引起了可怕的死亡。现在，读者们也许知道，这是因为血型不相容，而血型不相容就是一种由异体细胞引起的严重免疫排斥反应。

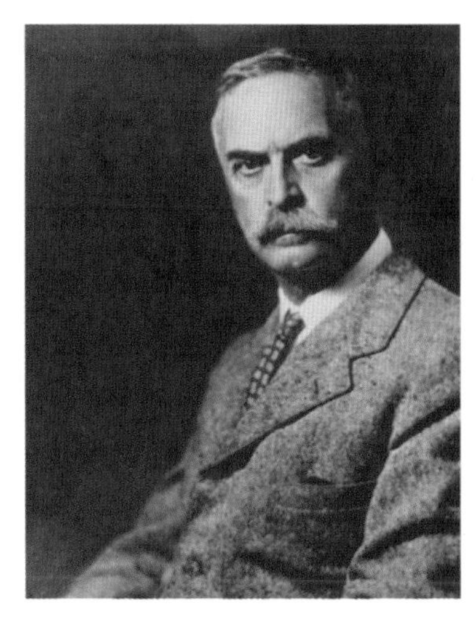

卡尔·兰德施泰纳

我们知道，人体的血液中含有大量红细胞。红细胞的胞膜表面镶嵌着糖蛋白，糖蛋白是一种带有糖基的蛋白质。这些糖基具有不同的成分和构象，相当于红细胞的“身份证”，一旦血液中进入了不同于自身红细胞的陌生红细胞，身体就会认为遭到了不明敌人的入侵，从而引发免疫反应——红细胞表面糖蛋白的特征正是我们最为熟知的 ABO 血型的分类根据。

ABO 血型是美籍奥地利病理学家卡尔·兰德施泰纳（1868 ～ 1943）于 1901 年首先发现的。这一发现对人类文明有着巨大的影响，20 世纪初人们建立了 ABO 血液分型，输血才开始变得科学高效，他也因此获得了 1930 年诺贝尔生理学或医学奖。兰德施泰纳从人血液中分离红细胞，然后将它与来自其他人的血清相混合，观察是否发生凝集反应。通过这一实验，他发现，当受体血清中存在针对供体红细胞的抗体时，会发生凝集反应。基于上述结果，他首先将人类血型分为 A、B、O 三种类型，次年又发现第四种类型——AB 血型。

A、B、O、AB 是人类最常见的四种血型。此后，人们又陆续发现了 MN 血型、Q 血型、E 血型、T 血型、Rh 血型等数十种血型系统。甚至猴子、猩猩、大象、狗等高等动物也存在不同的血型。兰德施泰纳的发现极大地推动了血液学研究并提高了输血成功率，因此他的诞辰日（6 月 14 日）被定为“世界献血日”。

第三类抗原则是被误认为敌人的自身成分。有时候，免疫系统会因为各种原因发生紊乱，错误地将自身组织、自身器官判定为外来组织，从而发动进攻，导致自身免疫性疾病的发生。

系统性红斑狼疮（SLE）就是一种著名的自身免疫性疾病，患者皮肤上常常会出现蝶形的红斑，红斑成片生长，有些会相互融合。有传闻说，要是红斑长到膝盖以上就朝不保夕了……还有人说，这病叫狼疮，一听就如狼似虎。当然，SLE 本身并没有那么可怕，不过它倒是为我们提供了认识自身免疫性疾病的窗口。研究证实，SLE 患者的血清中出现了针对细胞自身抗原的抗体。那么，这种异常情况是如何出现的呢？科学家发现，这些患者体内可能有相当数量的

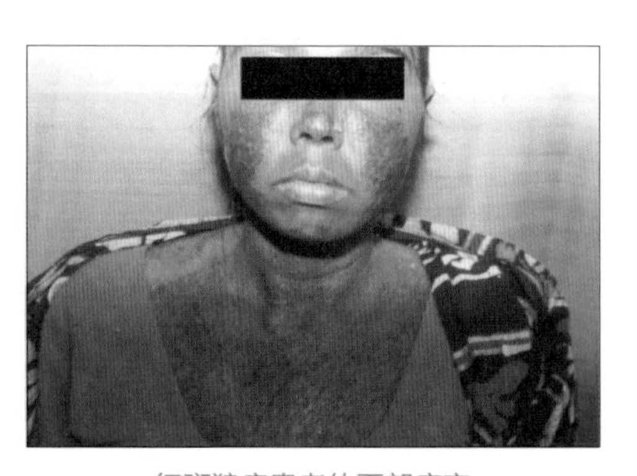

红斑狼疮患者的面部病变

基因参与了 SLE 的发病过程。例如，某些基因的产物能够清除带有自身抗原的细胞，某些基因编码的蛋白能够结合裸露的染色质而免受免疫系统攻击，还有些能够清除细胞外的染色质……这些基因一旦发生缺失或者功能紊乱，就有可能诱发 SLE。此外，人体激素水平同样能够影响到 SLE 的发病率。调查表明，青年女性的 SLE 发病率显著高于其他人群，这很可能与雌激素水平相关。

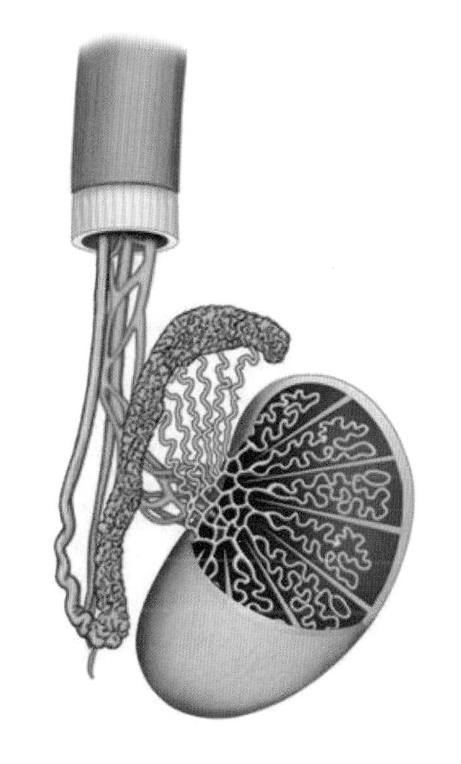

睾丸的结构

人体中还有一些组织对免疫系统来说是“隐身”的，它们处在各种细胞和分子的层层保护机制之下，不和免疫系统接触，这些组织被称为免疫豁免组织。正常情况下，这些部位的抗原并不诱导针对自身的免疫应答。例如，男性睾丸就是一个免疫豁免组织。睾丸由多个睾丸小叶组成，每个小叶中含有生精小管，生精小管内衬为生精上皮，不同发育阶段的生精细胞在生精小管里发育成精子。同时，生精细胞附着在支持细胞上，支持细胞能够保护生精细胞，并为它们提供养分。唯一与生精细胞接触的细胞——支持细胞紧密相连，形成一道坚固的屏障，早在免疫系统发育之前就将生精小管封闭起来，所有未被抗原激活的免疫细胞都无法穿透这层血 – 睾屏障。

与睾丸类似，眼球也是一种免疫豁免组织，所以角膜移植才具有较高的成功率。不过，在免疫豁免部位得到保护的抗原一旦发生意外被暴

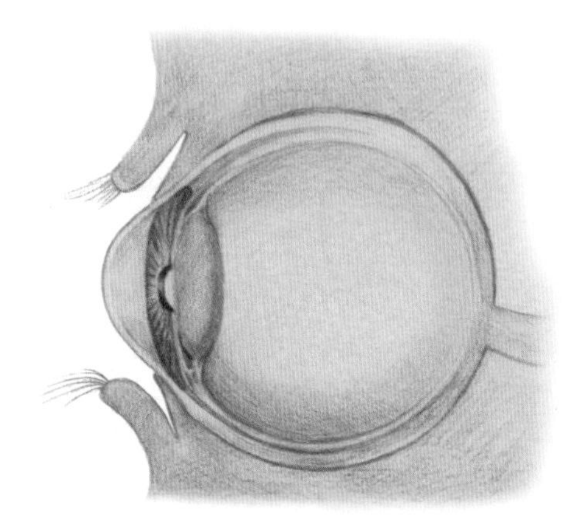

眼球

露在免疫系统中，即能成为免疫攻击的靶标。例如，其中一只眼球破裂损伤后，原本受到保护的自身抗原就会释放进入周围组织，与淋巴细胞接触。激活了的淋巴细胞能够透过屏障，攻击另一只健康的眼球，影响另一只眼睛的视力。这种情况被称为交感性眼炎。所以，为了避免另一只眼睛受影响，通常需要摘除受伤的眼球或者进行免疫抑制治疗。

可见，在人类与外部环境和与自身机体不断碰撞、调解的过程中，免疫始终占据着非常重要的地位——人体免疫系统与几乎所有疾病都有千丝万缕的联系：要了解疾病机制，离不开免疫学；要寻求疾病的治疗方案，也离不开免疫学。下面，我们将从免疫系统的构成入手，介绍到目前为止人们所能了解的免疫学。

Chapter 2

走进微观世界

按照科学史家的观点，免疫学真正成为科学的标志在于，人们终于发现，瘟疫的实质是病原微生物感染人体造成的传染病。也就是说，免疫学作为一门科学，事实上诞生在微生物学的基础之上。

在这之前的免疫学只能算作是对抗疾病的经验性手段。譬如著名的“以毒攻毒”说，就是使用某些毒性较大的药物来对付顽疾；最早的人痘接种，就是用人感染天花后结成的痂来实现对天花的免疫。

19世纪以来，随着微生物学、细胞学、生物化学等等学科的蓬勃发展，人们对免疫学的了解也愈加深入。重要的是，我们依赖各种仪器和装置，获得了观察微观世界的“眼睛”。这里的微观世界，不仅指细胞、细菌、病毒，还包括细胞表面的分子、组成这些分子的蛋白结构以及这些分子所发挥的功能等等。从此，人们找到了更加安全、更加高效地对付疾病的方法。

了解微观世界，是了解现代免疫学的基础。在此，我们将带领大家畅游细胞、分子层面的世界，介绍一些观察微观世界的方法。

多种多样的人体细胞

如果人类无法清晰观察到细菌、细胞乃至分子层面的世界，免疫学几乎无从谈起。

好在人类发明了很多观察工具。最早的显微镜是由荷兰眼镜商安东尼·范·列文虎克（1632 ～ 1723）制造的，尽管结构非常简陋，但是人们毕竟借此观察到了细胞。普通的光学显微镜对读者来说可能并不陌生。舀一勺池塘水，放在显微镜底下仔细观看。运气不太坏的话，会看到一种叫变形虫或者阿米巴虫的单细胞生物；运气更好的话，会看到变形虫正在吃东西。它那柔软的身体几乎可以扭曲成任意形状，还可以辗转腾挪和做出伸展伪足、包裹食物等高难度动作。

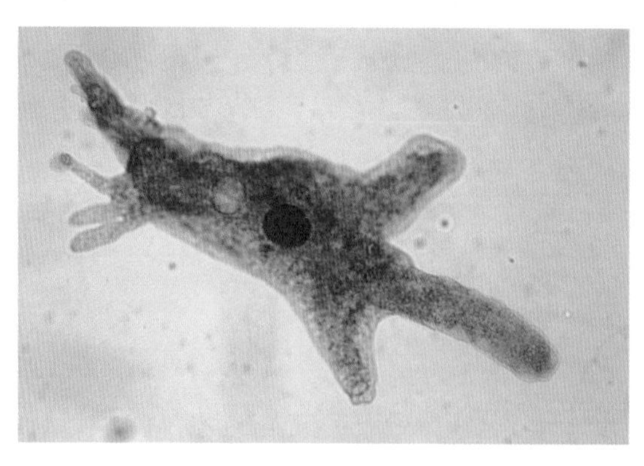

阿米巴虫

而精巧复杂的人体同样是由无数个细

小故事

列文虎克被誉为微生物学之父，因为他对显微镜进行了技术改良，从而为近代微生物学奠定了基础。列文虎克于1632年出生于荷兰代尔夫特市，虽然从没接受过正规的科学训练，但他一直对新奇事物充满强烈兴趣。一天，有位朋友告诉他，阿姆斯特丹的眼镜店可以磨制放大镜，用放大镜可以把肉眼看不清的东西看清楚。列文虎克顿时对放大镜产生了强烈好奇，可惜当时放大镜的价格非常高，列文虎克买不起。于是，他一次次出入眼镜店，偷偷学习磨制镜片的技术。1665年，列文虎克终于做出了一块直径只有0.3厘米的小透镜，并设计了一个支架。他把这块小透镜镶在支架上，并在透镜下边装了一块铜板，铜板上钻了一个小孔，光线从小孔射进。这样，第一台显微镜就在列文虎克手中诞生了。后来，列文虎克用显微镜发现了红细胞和酵母菌。微生物世界从此进入人类的视野。

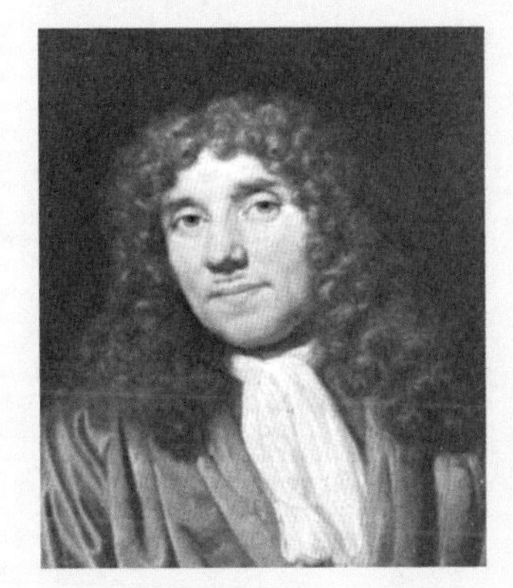
列文虎克

胞组成的。这些细胞各不相同、各司其职。采集人体组织样本进行镜检、观察细胞组成，是临床医学诊断中的重要手段。广为应用的验血就是统计外周血中各类细胞的百分比，观察异常值，以便辅助诊断。

人体血液中含量最高的是红细胞，正常情况下，每升人血中应当有（3.5～5.5）× 10^{12} 个红细胞，男性通常略多于女性。富含血红蛋白的红细胞主要为我们的身体运输氧气和二氧化碳；也正因为血红蛋白的存在，我们的血液才呈现出红色。显微镜下，正常红细胞呈两面凹陷的圆饼状，边缘较厚，中间较薄，好像一个甜甜圈，只是当中没有孔。这种形状可以最大限度地从周围摄取氧气，同时具有良好的柔韧性和变形性，使红细胞可以轻松通过毛细血管，并释放氧分子，以供人体生存所需。

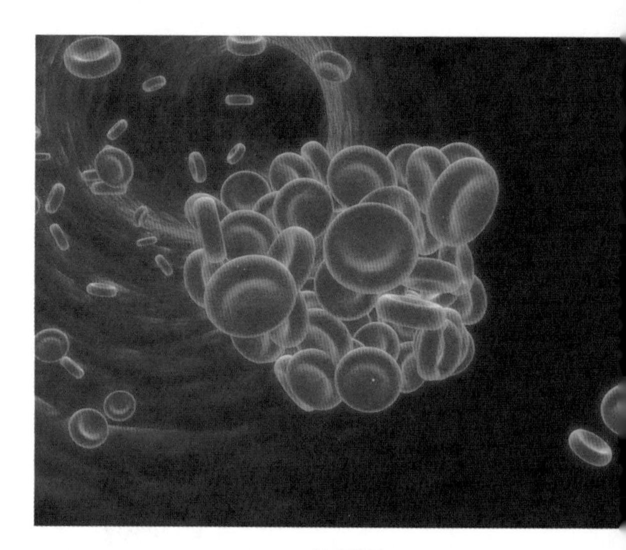
红细胞

除此之外，血液中还有不少无色的白细胞。直接观察不太容易区分这些白细胞的身份，这时候就需要对细胞进行染色，目前最常用的染料是瑞氏染料。瑞氏染料是将伊红与亚甲蓝混合得到的复合染料：伊红为酸性染料，其有色基团能够与细胞中的嗜酸性成分结合，呈现红色；而亚甲蓝为碱性染料，能够与细胞中的嗜碱性成分结合，呈现蓝色。这样，我们就可以根据细胞染色的差异对白细胞进行分类。

首先，根据胞浆中是否含有颗粒物，可以将白细胞分为粒细胞和无颗粒细胞。前者的主要成员有中性粒细胞、嗜碱性粒细胞和嗜酸性粒细胞，后者的主要成员有淋巴细胞和单核细胞。

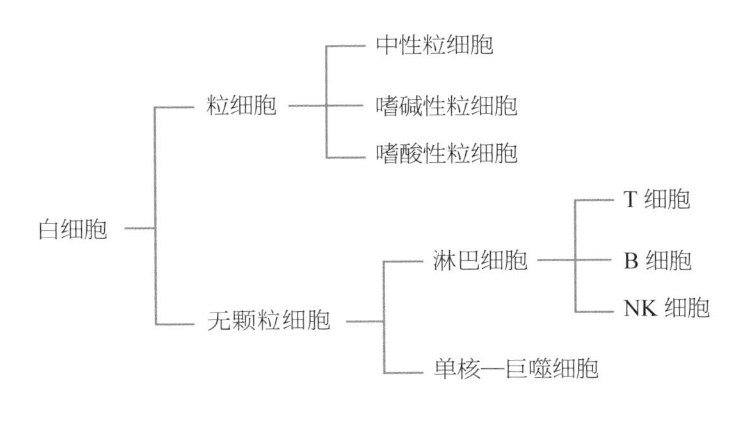

白细胞的分类

首先说说在人血涂片中很容易观察到的粒细胞和单核细胞。

粒细胞分为中性粒细胞、嗜碱性粒细胞和嗜酸性粒细胞。这三种细胞可以根据瑞氏染色的结果加以区分。

中性粒细胞体形较大，浅红色胞质中弥散着细小的颗粒，细胞核常常分成好几叶。它们在血液中游走，顺着血管壁滚动。当组织遭到入侵发生炎症的时候，那里的细胞会释放出一种趋化因子（指一类可吸引白细胞趋集的蛋白质）。这时，中性粒细胞会循着趋化因子的浓度，从高浓度流向低浓度，迁移到发生感染的位置附近。在这里，它紧紧贴到血管内壁，奋力挤过血管，抵达感染部位开始发挥吞噬作用。不

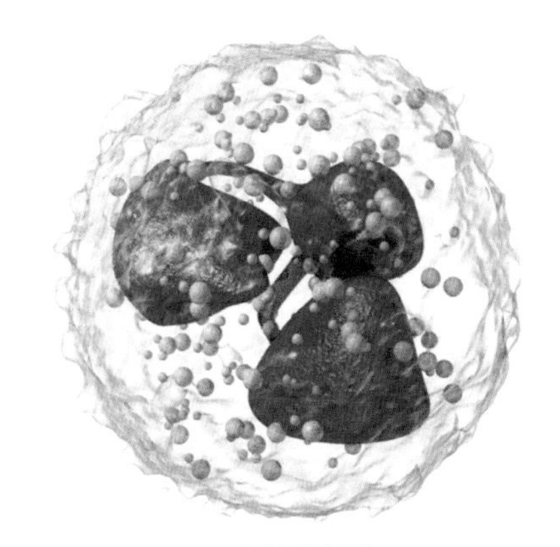

中性粒细胞

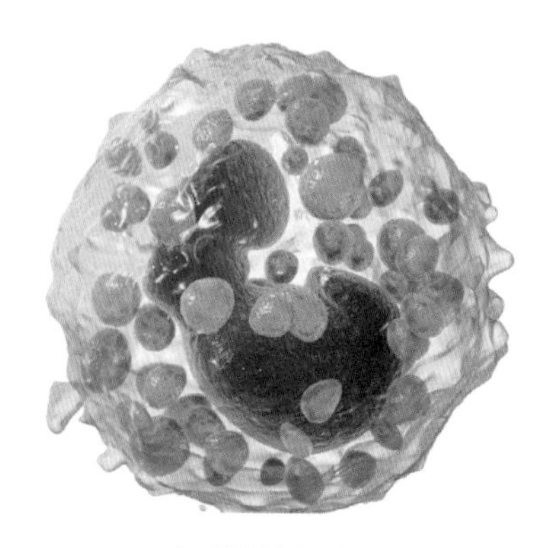

嗜碱性粒细胞

过，和巨噬细胞不同，中性粒细胞分布范围较窄——正常的健康组织中通常没有中性粒细胞。

嗜碱性粒细胞含有大小不均、瑞氏染色呈蓝色的嗜碱性颗粒，在外周血中含量通常低于 1%。存在于血管、神经、腺体周围的，富含嗜碱性颗粒的细胞被称为肥大细胞。我们在第 17 页提到过肥大细胞，它在一些过敏反应中起着非常重要的作用。和吞噬细胞不一样，肥大细胞并没有很强的吞噬功能，但是含有大量的胞质颗粒，一旦有病原体入侵，肥大细胞就能够探测到病原，立刻释放出胞质颗粒，诱导炎症的发生。肥大细胞埋伏的地方都是最常与外界交流、最容易遭到入侵的地方，在这里，反应迅捷的肥大细胞刚好可以充当对抗入侵的急先锋。

嗜酸性粒细胞占白细胞总数的 0.5% ～ 3%，直径 10 ～ 15 微米，胞核多分为两叶，胞质内含有瑞氏染色呈红色的嗜酸性颗粒，折光率强。这种细胞在外周血中含量较低，主要对抗寄生虫感染，另外也具有减轻过敏反应的作用。

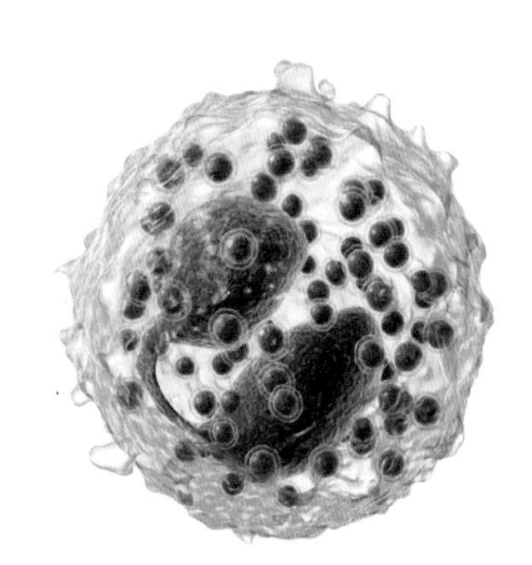

嗜酸性粒细胞

单核细胞是无颗粒细胞中的成员。这种细胞个头相当大，是血细胞中的“巨无霸”，胞核常常偏在一侧，有的呈 U 形，有的呈卵圆形，还有的四不像……对单核细胞来说，血液不过是长长旅途中的一站，它们在这里停留两三天后将进入外周组织成为巨噬细胞。

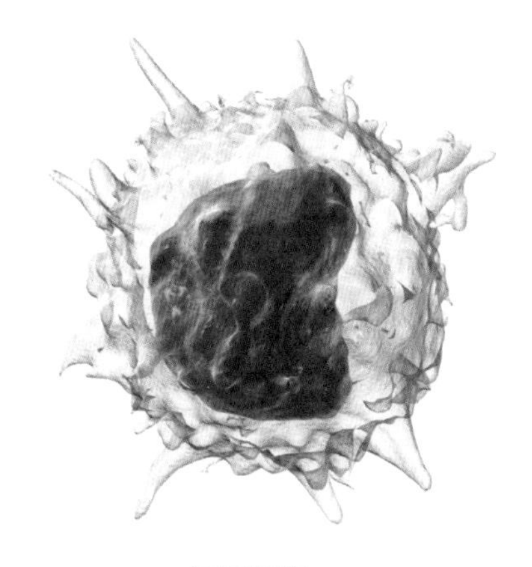
单核细胞

巨噬细胞广泛分布在人体中，所处的位置不同，名称也不同。比如，肺泡周围就定居着一些巨噬细胞，这些巨噬细胞主要负责吞噬尘埃颗粒，起到净化的作用，人们称这些包裹着尘埃的巨噬细胞为尘细胞。而在危重的左心衰发作时，肺部会出现淤血，此时肺泡中的这些巨噬细胞又会吞噬漏到肺泡腔内的血细胞，血细胞中富含的血红蛋白随之被分解成棕黄色的含铁血黄素。这种含有棕黄色物质的巨噬细胞是心衰患者特有的标志之一，这时候，人们就称之为心衰细胞。

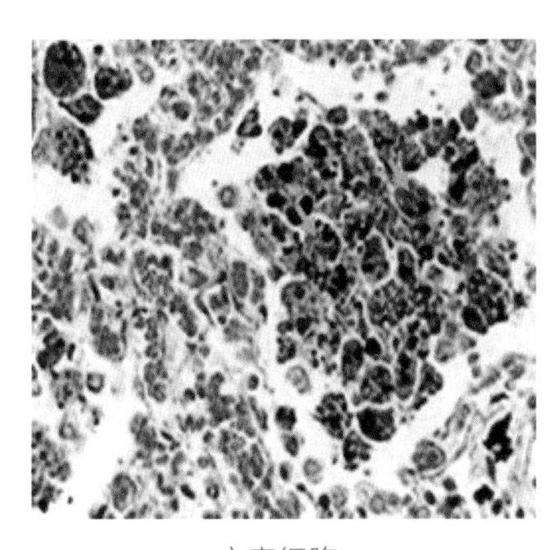
心衰细胞

那么，细胞是如何吞噬的呢？一般来说，它们能够改变自身形状，伸出伪足，用胞膜裹住细菌。紧接着，这部分胞膜内陷成一个小袋子形状的结构，并脱落下来，变成独立的吞噬体。随后，吞噬细胞内的溶酶体释放出溶酶体酶，与吞噬体结合，开始消化细菌。有些病原体被杀死、分解，而另一些病原体却能阻挡细胞溶酶体酶的消化，从而寄生在细胞中。

最后要介绍的是免疫学中地位最为重要的一类细胞——淋巴细胞。

巨噬细胞的吞噬作用

可以通过一个简单的实验来观察巨噬细胞的吞噬作用。取少量羊血或者蟾蜍血样本，注射入小鼠腹腔。轻揉小鼠腹部几分钟，然后吸取腹腔液。在普通的光学显微镜下观察腹腔液，即可看到巨噬细胞是如何吞噬这些外来红细胞的。下图是一张显示巨噬细胞吞噬作用的典型照片。

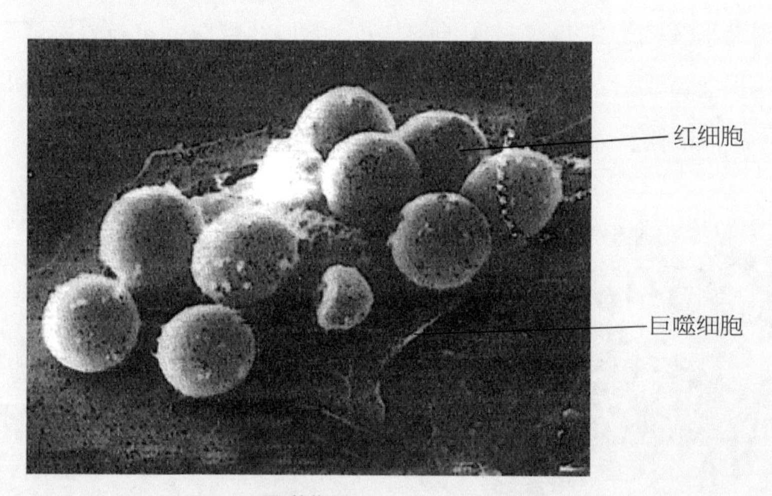

吞噬作用

正常情况下，淋巴细胞占到外周血白细胞的 20% ～ 40%。淋巴细胞又可以细分为三种：B 细胞、T 细胞和自然杀伤（NK）细胞。

B 细胞在抗原刺激下会增殖分化出大量浆细胞，浆细胞能够分泌抗体，我们体内的各种抗体即来自浆细胞，抗体具有能与相应抗原发生特异性结合的特性，详细情况请参见第 78 页。T 细胞又被称为胸腺（Thymus）来源的淋巴细胞，因为 T 细胞的前体——胸腺细胞需要在胸腺中分化、筛选。B 细胞和 T 细胞的详细成长途径请参见第 81 页。

而 NK 细胞则是一种颇为神秘的细胞，这种细胞在免疫应答中同样起着重要的作用。不过，直到今天，我们依然不太清楚 NK 细胞的确切来源，只知道它能够区分正常组织细胞和感染了的组织细胞，进而迫使感染了的细胞凋亡。

科学家们发现，组织细胞上有两个开关，一个是激发 NK 细胞活性的抗原，另一个则是抑制 NK 细胞活性的主要组织相容性抗原（MHC 分子）。正常情况下，NK 细胞受到的抑制作用要强于活化作用。不过，一旦细胞发生异常变化，MHC 分子的抑制作用就会变弱乃至消失，这样，NK 细胞就会恢复活性，释放出一些具有细胞毒性的物质。这些物质穿透细胞膜，导致异常细胞发生凋亡。

除上述细胞外，其他一些与免疫功能相关的细胞在外周血中非常罕见，例如分布于全身的树突细胞。树突细胞是由加拿大学者拉尔夫·马尔温·斯坦曼（1943 ～ 2011）于 1973 年发现的，因成熟细胞能伸出许多树枝状突起而得名。树突细胞是机体中功能最强的专职抗原提呈细胞（请参见第 76 页），它能高效地摄取、加工处理和呈递抗原。成熟的树突细胞能有效激活初始型 T 细胞，在人体内处于启动、调控和维持免疫应答的中心环节。

血常规的正常值与意义

血常规是最一般、最基本的血液检验，即取被测者的静脉血进行细胞分类计数。根据不同细胞的统计结果，医生能够更加方便地做出诊断。一般来说，正常人体静脉血的各类细胞计数结果应当在以下范围之内：

红细胞计数	男性：（4.0 ～ 5.5）×10^{12}/ 升 女性：（3.5 ～ 5.0）×10^{12}/ 升 新生儿：（6.0 ～ 7.0）×10^{12}/ 升
白细胞计数	成人：（4.0 ～ 10.0）×10^{9}/ 升 新生儿（0 ～ 28 天）：（15.0 ～ 20.0）×10^{9}/ 升 6 个月至 2 岁：（11.0 ～ 12.0）×10^{9}/ 升

其中，各类白细胞所占百分比的正常范围为：

中性粒细胞	50% ～ 75%
嗜酸性粒细胞	0.5% ～ 5%
嗜碱性粒细胞	0% ～ 1%
淋巴细胞	20% ～ 40%
单核细胞	3% ～ 8%

中性粒细胞增多可见于急性感染或炎症、急性中毒、严重的组织损伤等；而中性粒细胞减少可见于血液系统疾病、某些感染以及自身免疫性疾病等。

嗜酸性粒细胞增多可见于过敏、一些血液病及肿瘤（如鼻咽癌、肺癌以及宫颈癌等）、寄生虫病、皮肤病等；而嗜酸性粒细胞减少可见于伤寒早期、长期使用肾上腺皮质激素等。

嗜碱性粒细胞增多可见于血液病、某些恶性肿瘤、过敏性疾病等。

淋巴细胞增多可见于结核病、疟疾、慢性淋巴细胞性白血病、百日咳、某些病毒感染等；而淋巴细胞减少可见于淋巴细胞破坏过多，如长期化疗及免疫缺陷病等。

单核细胞增多可见于单核细胞白血病、结核病活动期、疟疾等。

一个细胞里的世界

单个细胞同样具备非常复杂的结构。随着电子显微镜及相关技术的长足发展，人们能够更加清晰地看到细胞表面及内部的构造。

电子显微镜（简称电镜）通常分为扫描电镜（SEM）和透射电镜（TEM）两类。电子显微镜的工作原理是：将电子束汇聚成针头一样细的“针”扫过样品表面，样品在电子束的刺激下释放出二次电子，二次电子的强弱取决于样品表面形态，采集二次电子的信号，还原成电压信号，就可以在荧光屏上看到立体感很强的样品表面图像（SEM）；同样地，会有一部分电子穿过样品，成为透射电子，也可以采集这些透射电子的信号，还原得到样品内部结构的成像（TEM）。

与电子显微镜技术相伴而生的是相关的样品制备技术。例如，采用 –100℃以下的深低温冷冻样品能更好地保存细胞内部结构。将冷冻后的样品在特定温度下用冷刀割断——通常是顺着细胞结构脆弱的地方断开，升温后，冰在真空条件下迅即升华，暴露出断面结构，称为蚀刻。用冷刀割断后，我们能够在组织断面上观察到细胞器和玻璃态的水。在一定温度下令水升华，接着使用铂和碳喷镀断面，形成一层膜。将生物

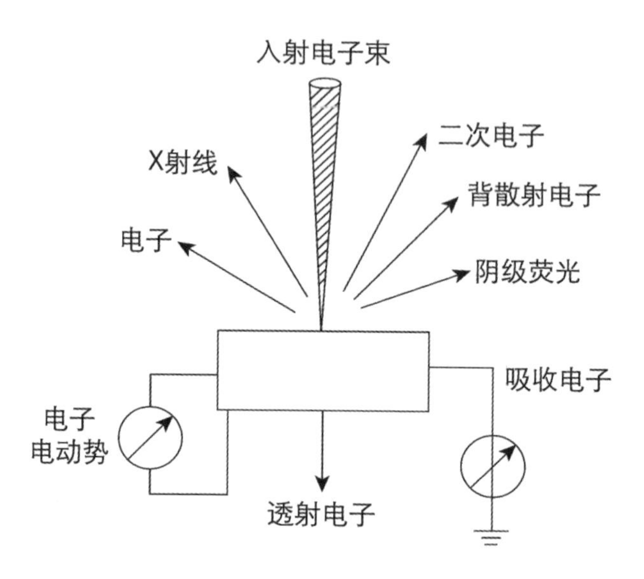

入射电子束轰击样品示意图

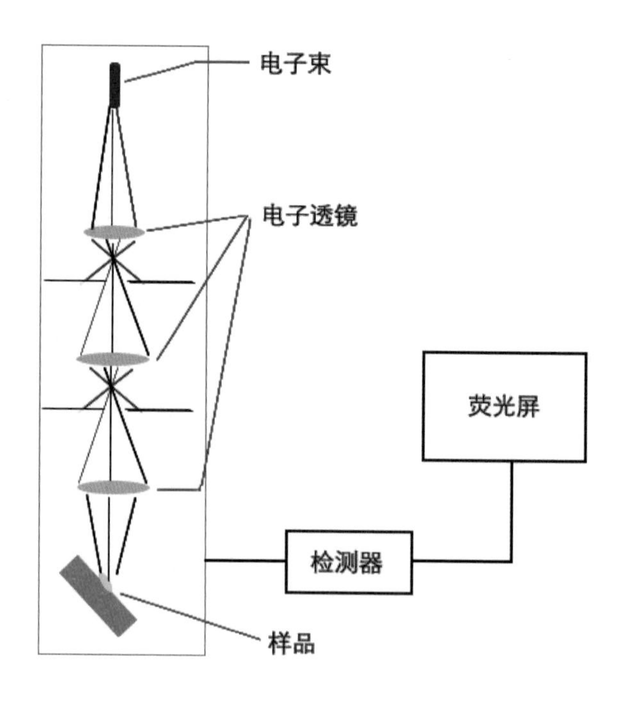

扫描电镜工作原理图

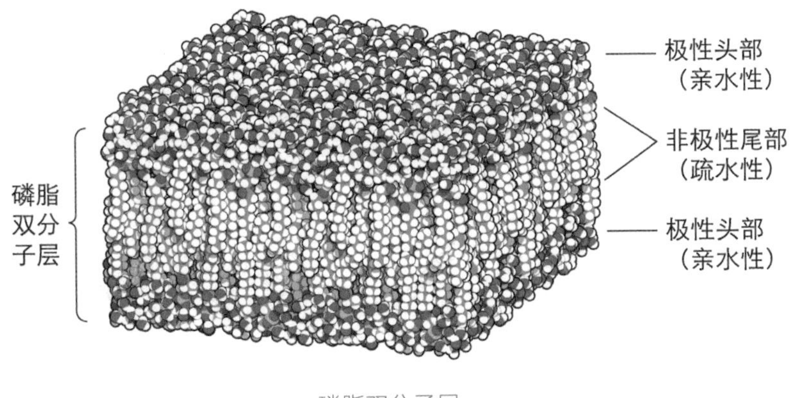

磷脂双分子层

组织腐蚀消化，就得到了复膜。复膜显示出标本蚀刻面的形态，在电子显微镜下得到的影像即代表标本中细胞断裂面处的结构。

现在，我们已经能够比较清楚地了解人体细胞的内部结构了。在微观世界中，细胞无疑是个五脏俱全的“巨无霸”。

细胞由磷脂双分子层构成的膜包围而成。磷脂分子一端是亲水的磷酸“头部”，另一端是疏水的脂肪酸“尾部”，“头部”面向胞外和胞内的水环境，“尾部”则面对面排布。同时，磷脂双分子层中还镶嵌着各种各样的大分子，这些分子所携带的信息就构成了细胞独有的身份证明。人的血型就是由红细胞表面的糖蛋白决定的。

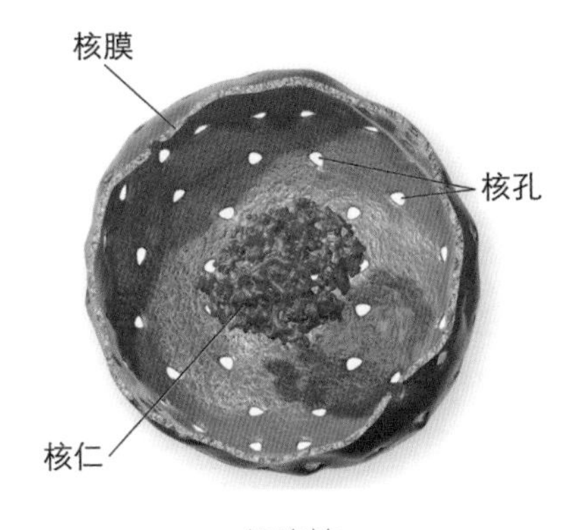

细胞核

细胞内部则分布着细胞核和多种多样的细胞器。

细胞核是细胞中的重要构造，其外侧包被着完整的核膜，但并非与外部环境完全隔绝。因为核膜上分布着核孔，所以某些物质能够进出细胞核，帮助细胞核实现功能。细胞核内携带有细胞的大部分遗传信息，在这里，DNA 与多种蛋白质结合成染色质。此外，细胞核内部还有一个球形的核仁，能够参与合成核糖体。染色质和核仁都浸在由水和多种酶组成的核基质中。

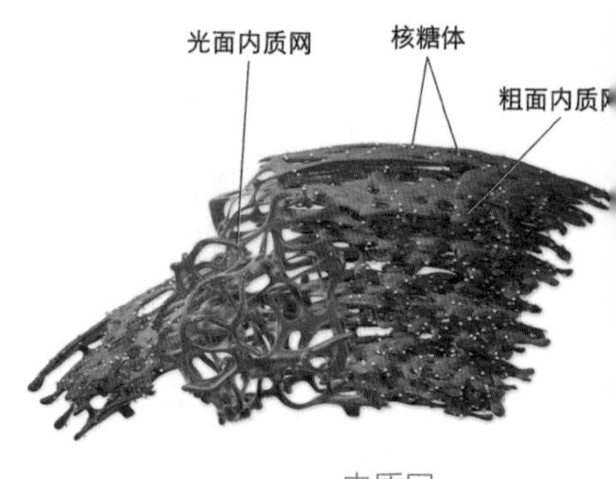

内质网

内质网是由生物膜构成的片层状或者小管状的细胞器，一方面能够构成胞内物质运输的通路，另一方面也能够为细胞内各种各样的酶反应提供场所。我们看到，内质网的表面分布着核糖体，表明内质网是细胞内蛋白质合成的重要场所。

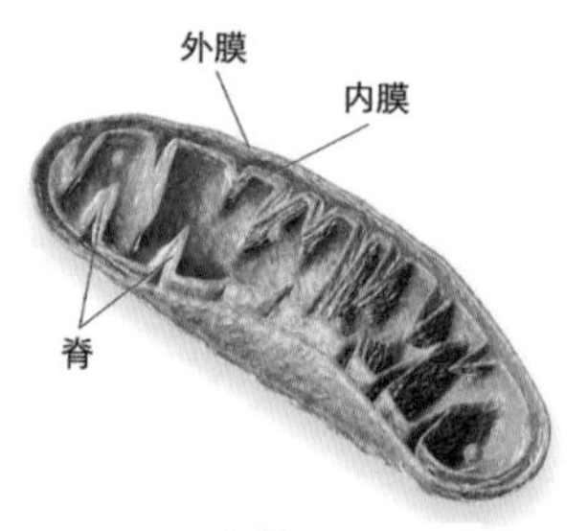

线粒体

线粒体带有自身的遗传物质和遗传体系，是细胞中负责生产能量的细胞器，还参与细胞分化、细胞凋亡等过程，能够调控细胞生长。

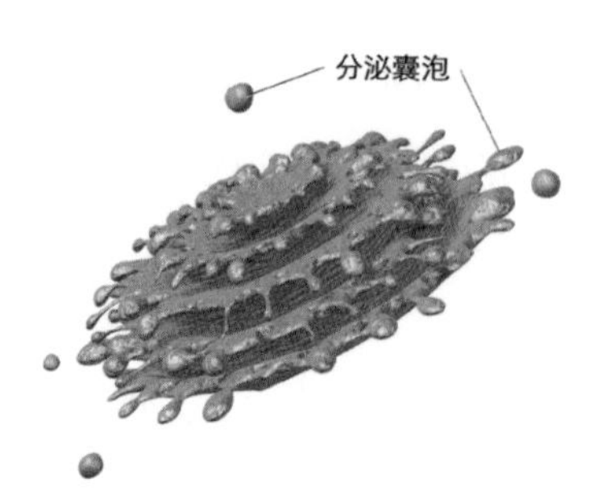

高尔基体

高尔基体是由一堆囊泡堆积在一起形成的细胞器，常常呈弓形。两面均具有一些运输小泡。高尔基体主要负责将内质网合成的蛋白质进行进一步加工，并按种类发送到相应的位置。

免疫反应的重要参与者——蛋白质

除水分外，细胞中比重最大的就是蛋白质。蛋白质几乎参与了细胞中的所有生命过程，一旦涉及某个生命过程分子机制的研究，比如免疫过程，就几乎无一例外地需要研究其中的某些蛋白质。为后文介绍方便，我们先来讲讲蛋白质的组成和结构。

我们知道，蛋白质是基因编码的最终产物，而基因的顺利表达也离不开某些蛋白质分子的协助。那么，蛋白质究竟是什么？

首先，蛋白质是由氨基酸按照一定序列连接而成的多肽。每种氨基酸都由一个羧基、一个氨基、一条各不相同的侧链构成，20 种基本氨基酸就构成了几乎所有的蛋白质。按照一定顺序，这些氨基酸的羧基与相邻氨基酸的氨基相互连接，形成肽键，进而构成肽链。氨基酸序列是蛋白质功能的决定性因素。人类基因组 25 000 个基因编码的绝大多数蛋白质，都具有自己独特的氨基酸序列和特有的功能。

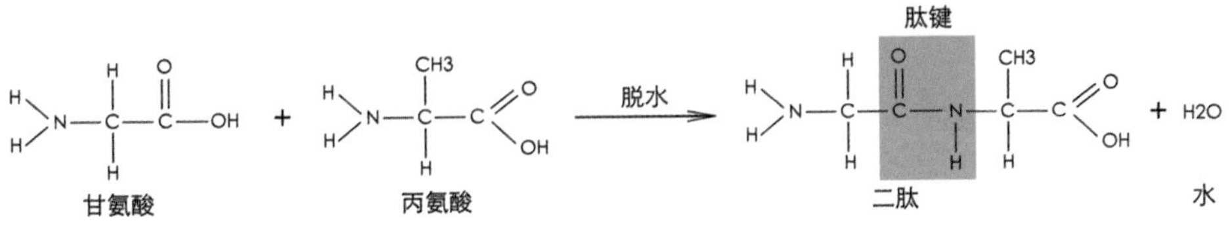

肽键

甘氨酸 + 丙氨酸 —脱水→ 二肽 + 水（H_2O）

两个氨基酸脱水缩合形成二肽

20 种基本氨基酸

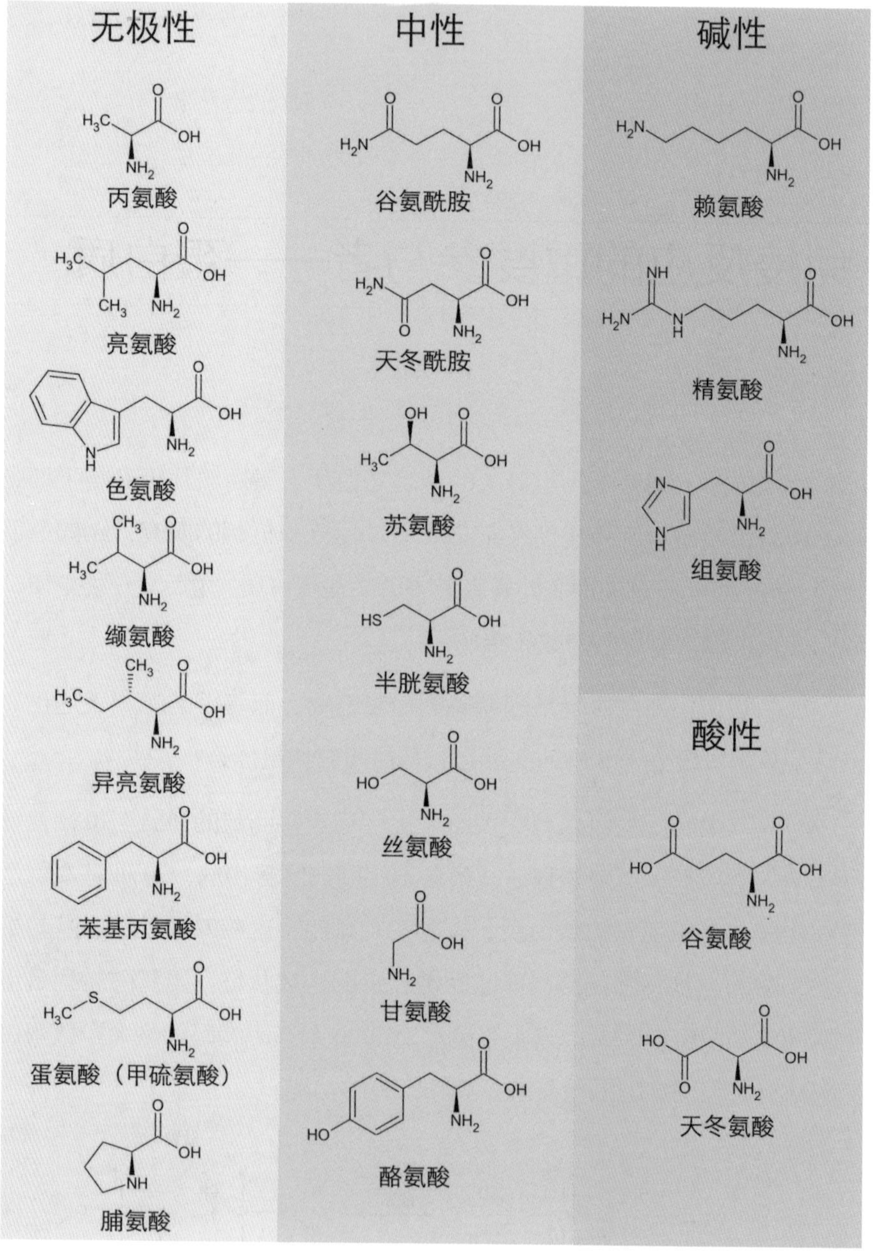

无极性

- 丙氨酸
- 亮氨酸
- 色氨酸
- 缬氨酸
- 异亮氨酸
- 苯基丙氨酸
- 蛋氨酸（甲硫氨酸）
- 脯氨酸

中性

- 谷氨酰胺
- 天冬酰胺
- 苏氨酸
- 半胱氨酸
- 丝氨酸
- 甘氨酸
- 酪氨酸

碱性

- 赖氨酸
- 精氨酸
- 组氨酸

酸性

- 谷氨酸
- 天冬氨酸

其次，多肽能折叠成特定的构象，形成蛋白质的二级结构。绝大部分为螺旋状的 α 螺旋（α-helix）或 β 折叠（β-sheet）。进一步地，α 螺旋、β 折叠以及无规则的肽链能够相互作用，通过氢键、疏水作用*等紧密结合在一起，构成蛋白质的三级结构。值得注意的是，蛋白质的三级结构并非“刚性”（不可改变），相反，它们能发生持续性转动，从而导致蛋白质的构象发生变化。蛋白质的相当一部分功能就是通过构象变化实现的。

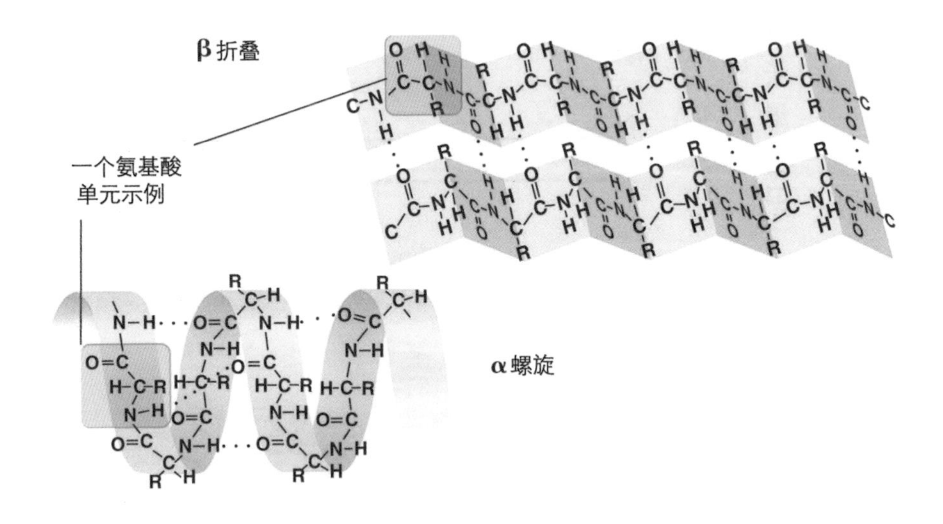

α 螺旋和 β 折叠示意图

α 螺旋中，多肽链的各个肽围绕同一轴旋转，构成螺旋结构。而 β 折叠中，肽链比较伸展，表现为锯齿状的折叠；相邻多肽链平行排列。

根据氨基酸数量、质量的差异，不同的肽链有一项显而易见的差异——分子质量，这就为我们快速区分混合溶液中各种蛋白的数量和质量提供了可能。电泳就是一种基于肽链电荷和分子量比的检测方法。将

* 疏水性指物质与水相互排斥，比较直观的例子是露珠在草叶上通常会聚成球形，以尽可能减少与草叶的接触面积。疏水作用指蛋白质折叠时会倾向于将疏水基团埋到分子内部。

一块注射有蛋白样品的特制的胶放置在电场中，不同的肽链会因携有电荷而向前泳动。经过一段时间，由肽链组成的蛋白质就会因各自电荷、质量的不同移动不同的距离。电泳前通常会对蛋白样品进行染色，这样在取出胶块时就能看到不同肽链在胶上形成的条带。

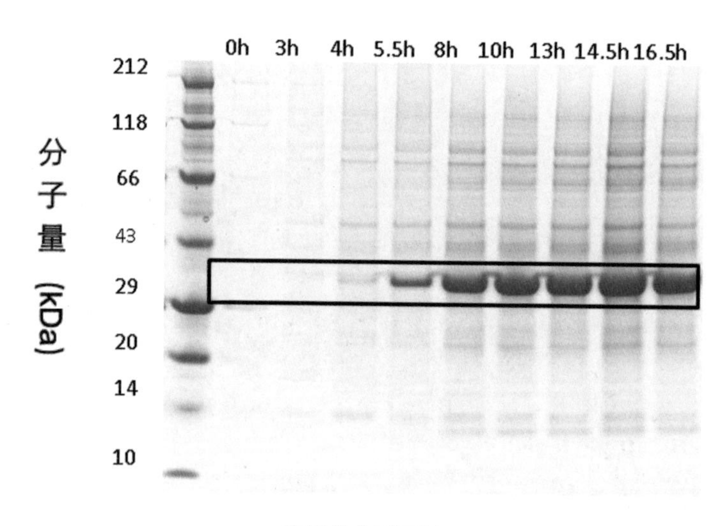

电泳的典型图片

不过，单纯的电泳效果可能并不是很好。首先，氨基酸组成不同，肽链所带有的电量并不相同；其次，由于侧链之间的相互作用等因素，肽链还具有不同的外形。这两个因素都会对蛋白的移动速率产生重要影响。如果要比较精确地测定肽链分子量，必须想办法消除这些差异。

办法是使用一种叫作 SDS 的去污剂结合蛋白。大体上，一分子的 SDS 能够结合两个氨基酸残基，也就是说 SDS 的结合量大体上与蛋白的分子量成正比。同时，SDS 携带有大量的负电荷，导致肽链本身的电量变得无足轻重；SDS 还能部分解开肽链，使不同肽链具有相似的外形。

与 SDS 结合后再进行电泳，肽链的区分就几乎只取决于质量了——越小的肽链移动得越快。

不过，电泳通常只适合用来测定蛋白的纯度和分子量，如果需要观察某种特定蛋白的分布，就需要利用该种蛋白的特殊性质来设计实验。例如，能够特异性地结合某种配体，能够催化发生某种特定的反应，或者能够被某种特异性抗体识别。

举个例子，如果某份样本中存在一些特殊的酶（绝大多数酶的化学本质是蛋白质），那么，向其中加入合适的底物，有且仅有含有酶的样本能够催化底物发生反应。使用能够在反应中改变颜色的显色性底物，就可以很轻易地观察到特定酶存在与否。

进一步地，将这种酶与特定抗体结合，可检测样本中是否含有与该种抗体对应的抗原；通过测定相应的光密度，还能够对样本中的抗原进行定量测定。在免疫学中广泛使用的酶联免疫吸附试验（ELISA, Enzyme Linked Immunosorbent Assay）法就是基于这个原理设计的。

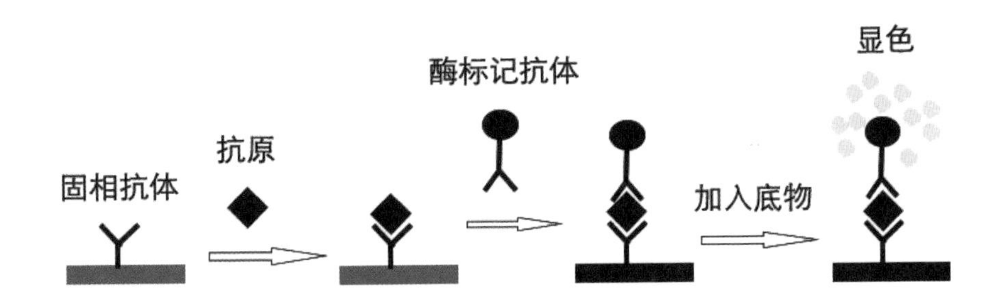

一种典型的 ELISA 法示意图

将某种已知抗体吸附在固相载体表面，加入待测的样本，如果样本中含有相应的抗原，那么抗原就能够与该种抗体结合。洗脱未结合的成分，加入与抗原相应的酶标记抗体，再洗脱未结合的酶标记抗体，加入底物，就会显色，且抗原含量与光密度呈正比。事实上，在这个过程中形成的是抗体－抗原－酶标记抗体的“夹心”复合物，所以这种方法也被称为双抗体夹心法。

这种方法与胶体金* 技术结合，就产生了我们平时常用的检测试纸。将特异性的抗体以条状固定在试纸上，并使试纸的某区域吸附有胶体金结合试剂。取待测样品滴在试纸一端，待测样品在毛细作用下向前移动，首先溶解胶体金结合试剂，与之相结合，再移动到涂有抗体的条带上。如果样品中含有相应的抗原，那么这个区域就会出现肉眼可见的线条，从而达到检测效果。现在常用的早孕试纸就是根据这个原理设计的。试纸检测法高效、快捷，无需特殊装备，也无需进行特殊的培训，在临床上使用非常广泛。

* 指氯金酸在某些还原剂的作用下，聚合成一定大小的金颗粒，由于静电作用而成为稳定的胶体状态。

Chapter 3

人体的第一道防线——天然免疫

要用一句话来概括免疫，那就是，我们体内的一些细胞和几种蛋白分子联合行动参与了反击敌人、保卫健康的战役，它们既希望能够迅速应对挑战防止事态蔓延，又希望记住教训，严防恶敌卷土重来。这个过程常常被划分为天然免疫和获得性免疫两部分。

这里，我们主要介绍天然免疫。天然免疫是人体与生俱有的屏障，是抵御敌人的先锋部队，具有响应迅速、作用广泛等特点。譬如覆盖我们全身的皮肤－黏膜组织，它首先是一道机械屏障，能够将绝大多数病原微生物阻挡在外；同时还能分泌多种抗菌成分，如汗液、胃酸等，杀死病原微生物。再如作为保护特殊组织的某些体内屏障，如血胎屏障、血脑屏障，也同样能够通过物理阻隔，确保被保护组织的安全。

天然免疫是一种没有选择性的免疫——对不同的病原体，它所采取的策略几乎一样。这个特点符合天然免疫响应迅速的要求，不过也在某种程度上降低了天然免疫的效率。幸好继天然免疫之后，我们还有更高效的防御手段——获得性免疫。而炎症反应正是沟通天然免疫和获得性免疫的桥梁。

人体的壁垒：机械性屏障

在侵入人体时，病原体首先会遇到皮肤、黏膜等屏障。看起来毫不起眼的皮肤可以说是人体最大的器官：一个人的皮肤如果完全展平，表面积能达到 2 平方米。同时，皮肤有着复杂、精巧的结构。

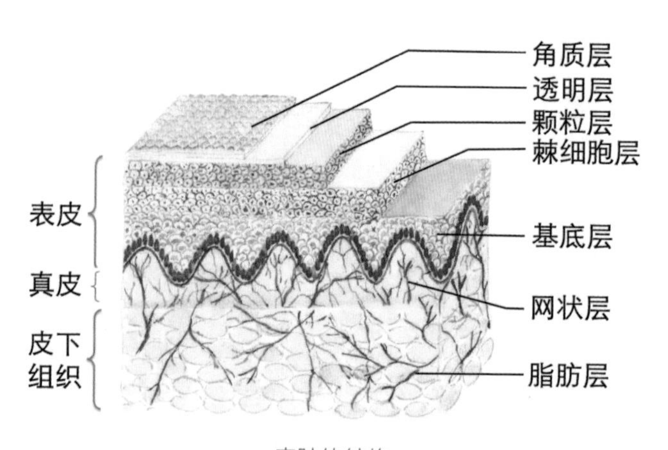

皮肤的结构

皮肤分为表皮、真皮、皮下组织三大部分。表皮最外侧是角质层，数层角质化的细胞摞在一起，承受外界物体的摩擦，同时又是滴水不漏的屏障——内部的体液无法随意渗出，外部的物质也不能轻易内侵。表皮最内侧则是由单层圆柱形细胞构成的基底层。基底层是表皮的再生基地，所有外侧细胞都是基底层细胞分裂繁殖后向上移行得到的。真皮是皮肤中最厚的部分（图中为强调表皮，真皮部分画得较薄），由乳头层和网状层构成。乳头层靠外，有丰富的毛细血管和神经；而网状层则是由弹力纤维、胶原纤维等构成的。血管、汗腺、皮脂腺都分布在真皮层。皮下组织主要由脂肪构成，这层脂肪不仅能够隔热隔冷，还能缓冲外力对内脏的冲击，保护内脏组织。

请注意，能够与外界接触的不仅仅是我们称之为“皮肤”的外表面，还有我们称之为“黏膜”的内表面。例如鼻腔、口腔、胃肠道、肺等处就覆盖着黏膜，其表面分布的黏液能将微生物包裹起来，防止它们定居在黏膜表面。有些地方，比如呼吸道，其黏膜上皮还分布着柔软的纤毛，纤毛不断摆动，能够将黏液包裹的微生物清除出去。

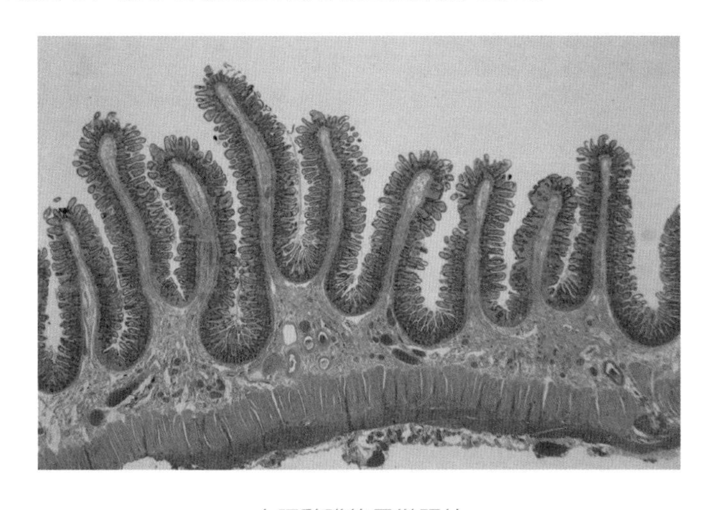

小肠黏膜的显微照片

黏膜层上分布着许多指状突起，即小肠绒毛，绒毛中轴则分布有乳糜管，乳糜管是运输养分所必需的结构。黏膜下层是疏松的结缔组织，分布着血管和淋巴管。

除此之外，人体含有丰富的体液。广义来说，体液包括血液、胃液、唾液、泪液、尿液等等。很多时候，体液在机械阻挡外来病原体之外，还能起到破坏病原体的作用。

例如，泪腺分泌的泪水不仅有水分，还含有丰富的溶菌酶，能够起到消毒杀菌的作用。唾液也有类似作用：在野外划破了皮肤，实在没有办法的时候，可以用没有伤口的嘴吮吸出污染的血液，用唾液清洗伤口，因为唾液中富含有良好消毒作用的酶类。这一点在动物身上尤为明显，稍加注意就会发现，猫、兔子、老鼠等动物都喜欢用牙齿、舌头梳理自

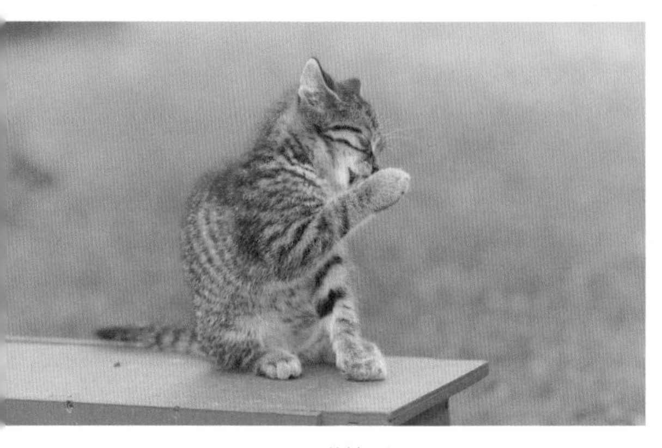
猫梳毛

己的毛发。以爱干净的猫咪为例，它们就是依靠天然沐浴液——唾液给自己洗澡的，再加上布满倒刺的舌头，能够起到非常好的深层清洁作用。

我们的皮肤表面则覆盖着一层油性物质，这是皮脂腺分泌的。皮脂腺像一个小泡，挂在伸出毛发的毛囊边上。除手心和脚心外，皮脂腺几乎遍布全身，它分泌的油状皮脂顺着毛孔排到皮肤表面。富含甘油三酯、脂肪酸、磷脂等的皮脂能够滋润皮肤、毛发；同时弱酸性的皮脂也能起到很好的抑菌、杀菌作用。

除了皮肤、黏膜自己的力量，皮肤和黏膜表面寄生的大量正常菌群也能起到防御作用。就像人类社会一样，种类繁多的细菌在微小而广袤的领土上互相竞争、互相扶持。有些细菌生长在特定部位之后，能够通过营养物的争夺占据有利地位，并能通过代谢分泌大肠杆菌素、酸类、脂类等物质，改变周围小环境的pH值，产生不利于其他细菌生长的物质，抑制很多可能致病的细菌或者真菌生长。

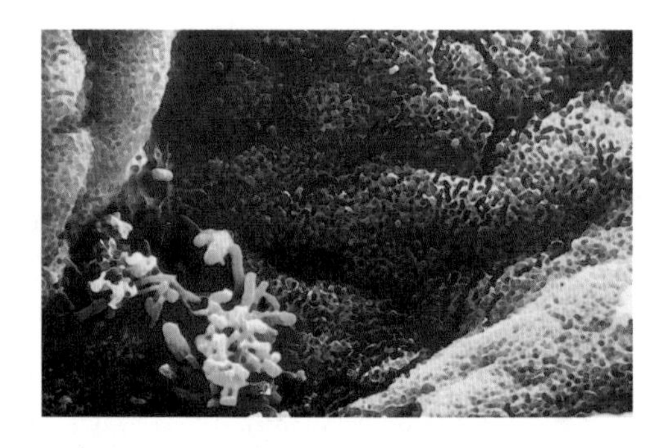
肠黏膜表面的菌群

正常情况下，胃肠道中的细菌个数可达人体体细胞数量的数倍，健康的菌群是维持胃肠道正常功能所不可缺少的。

除皮肤、黏膜这些相对容易观察到的屏障之外，人体内还有专门保护某些重要器官免受病原体攻击的屏障。民间有个神奇的传说，说女性怀孕前3个月得保密，不能告诉别人自己怀孕了，不然肚子里的小宝宝听到了会不开心，可能抛弃妈妈独自离去。这传说听起来颇有些荒诞，不过也不是完全没有根据。怀孕前3个月的确是最为敏感的时期，容易出现流产。一个重要的原因就是这段时间内，血胎屏障还没有很好地建立起来。血胎屏障是由母亲子宫内膜的基蜕膜和胎儿的绒毛膜共同组成的一道篱笆，它并不会影响母子之间营养物质的运输，但是能够挡住绝大多数病原体。妊娠刚刚开始的时候，血胎屏障并不牢固，要是母亲出现病毒感染，病毒就有可能感染胎儿导致畸胎或流产，也就是传说中的“小宝宝不高兴了”。

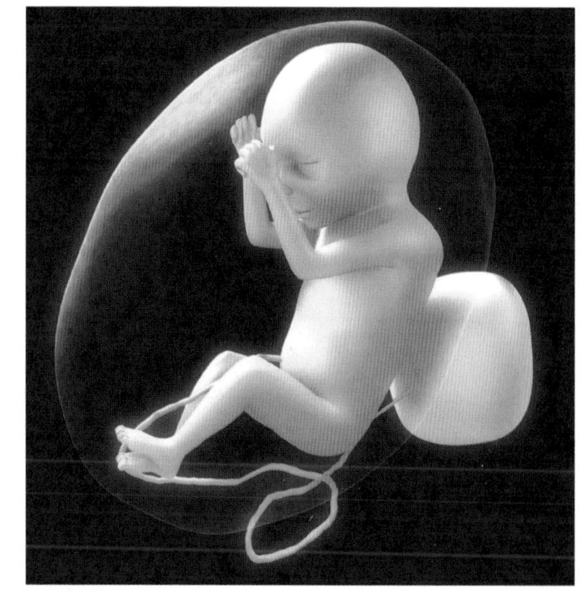

胎儿

顺利来到人世的新生儿仍然需要面对众多病原体的侵袭和考验，脑膜炎、流行性乙型脑炎这些令人闻之色变的疾病就好发于婴幼儿。正如胎儿和母亲之间有血胎屏障一样，人体的血液和脑之间也有一道屏障，称为血脑屏障。婴幼儿的血脑屏障还没来得及发育完善，于是给病毒提供了可乘之机。随着幼儿不断成长，血脑屏障就会牢固建立起来；它能够很好地隔离开循环血液和脑组织、脑脊液。

和身体其他部分的毛细血管相比，脑毛细血管上的开孔很少、很小，血管内皮细胞紧密连接，外侧包裹着一层连续的基膜，在基膜之外还有大量星形胶质细胞将毛细血管的大部分表面包围起来。星形胶质细胞是人体内分布非常广泛的一类细胞，胞体具有长的分支状突起，填充在神经细胞之间，能够分隔不同的神经细胞，并起到支持神经细胞的作用。突起末端膨大形成终足，能够紧贴在毛细血管壁上。在如此严密的层层防护之下，水分、氧和葡萄糖等营养物质能够透过毛细血管，进入脑脊液，而病原体、有毒产物和一些生物大分子却无法进入脑组织。这样，中枢神经系统就获得了稳定、安全的环境，得以免受大部分病原体的攻击。而一旦出现血管性脑水肿这类病变，内皮细胞之间的紧密结合就会松开，使很多大分子物质能够渗出毛细血管进入脑组织内部环境，从而导致各种疾病的发生。当然，这道屏障也给脑部用药带来了麻烦——很多药物分子无法透过血脑屏障，给临床治疗带来了不小的挑战。

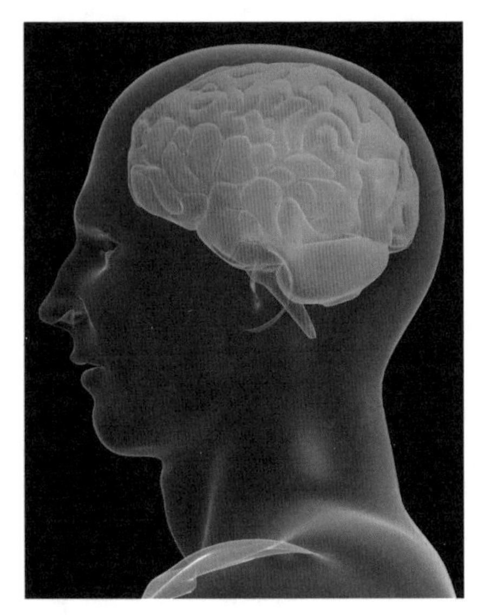

人脑

短兵相接：抗感染性炎症反应

一旦皮肤和黏膜出现破损，病原体就会乘虚而入。不过，大多数情况下，这些成功越狱的微生物并不足以形成威胁机体的病灶。

前面我们说过，人体组织中定居着大量巨噬细胞。那些穿过表皮、黏膜的微生物很快就会被巨噬细胞发现，进而激发相应的免疫应答。巨噬细胞开始进行吞噬，同时释放信号，于是局部血管直径增加、血流量增大，我们就会感觉到发热、发红。接着，血管内皮细胞表达一些特殊的分子，这些分子能够结合白细胞表面的分子，粘住贴着血管壁滚动的白细胞。同时，随着毛细血管通透性的增加，这些白细胞就能够钻出血管，抵达遭受侵袭的组织部位。血液中的水分和蛋白质也会随之渗出，人体会出现水肿、疼痛，这就是免疫学所说的炎症反应。

这时候，大量白细胞和血浆蛋白聚集在感染部位开始吞噬、杀灭、清除这些病原体。中性粒细胞吞噬病原体后会很快死亡，死亡的白细胞以及发生异常而凋亡的组织细胞堆积起来，形成我们所看到的脓。

有时在炎症反应中还会产生一些热原物质，这些热原物质作用到人

小知识

中性粒细胞的功能

我们的身体无时无刻不在受到外界细菌的“入侵”，但科学研究认为，只有当细菌的“战斗力”大于体内中性粒细胞的“战斗力”时，才会发生感染。中性粒细胞的主要功能是杀死细菌，对成年人来说，当体内发生细菌感染时，外周血中的中性粒细胞数量大大增加，可以达到所有白细胞数量的70%。科学家们推测，当入侵细菌数量与中性粒细胞数量比维持在一定范围内时，人体并不会发生急性感染。而当中性粒细胞数量低于某个阈值时，即便只有很少的细菌入侵，也可能造成急性炎症。这可以解释为什么化疗患者非常容易发生感染：化疗会导致体内白细胞数量大大降低，这时候，即便只有较少的细菌也可能造成严重后果。

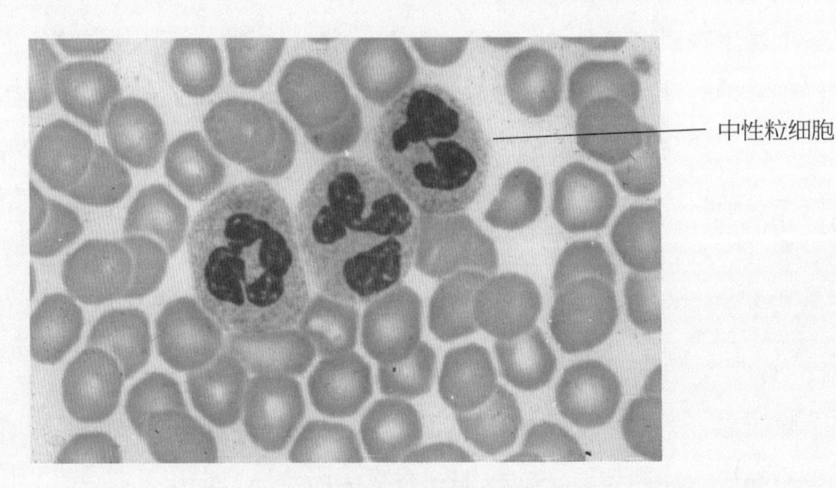

光学显微镜下的中性粒细胞

体的下丘脑，下丘脑发出指令，人体就会发热，也就是我们平时所说的发烧；体温的适度升高能够帮助免疫反应更加快速地进行。不过吞噬细胞释放出的酶会误伤自身组织，斗争中产生的毒性物质和活性介质也会刺激正常组织，这时我们就会感到非常不舒服，感觉炎症部位失去了正常功能，给生活带来麻烦。不过反过来说，这也能保护炎症部位免遭剧烈运动，以便限制病原体的扩散。

说到这里，我们似乎一直忽略了免疫战斗中的一个关键环节——免疫卫士们是如何区分自己人和敌人的？如果连这一点都做不到，怎么可能保护自己呢！

早在100多年前，人类就开始艰苦搜索。显然，一定会存在这样的分子，它能够作为病原体的“身份证”，人体只需要识别这类分子，便能启动相应的免疫应答。德国著名细菌学家科赫的弟子理查德·普法伊夫（1858～1945）推断，革兰氏阴性菌中的某种成分会造成人体发热、休克，他把这种成分称为“内毒素”。

后来，科学家们发现，“内毒素”其实是大多数革兰氏阴性菌都会产生的脂多

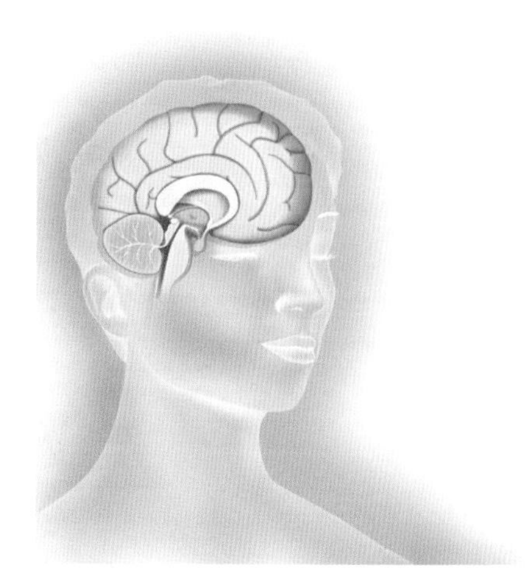

下丘脑

下丘脑是调节内脏活动和内分泌活动的神经中枢。它能够调节激素分泌，控制水盐代谢，调节体温、睡眠等。

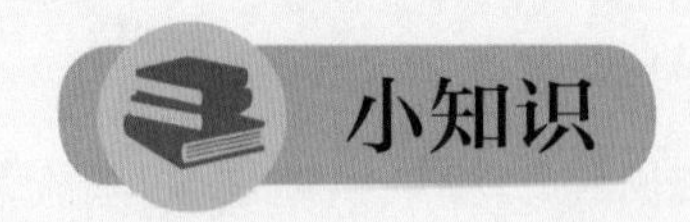

细菌的革兰氏染色

革兰氏染色是一种给细菌染色的方法，是由丹麦医生汉斯·克里斯蒂安·革兰（1853～1938）于1884年发明的。方法是：在载玻片上涂上一层细菌细胞，加热固定，先用龙胆紫和碘液染色，然后用酒精脱色，最后用蕃红复染。根据染色的结果区分阳性菌和阴性菌：不能被酒精脱色的是革兰氏阳性菌；可以被酒精脱色呈红色的是革兰氏阴性菌。因为革兰氏阴性菌的细胞壁中含有较多类脂质，能够被酒精溶解，从而导致细胞壁的通透性较高，初染的龙胆紫和碘容易渗出，能够被复染成红色；相反，革兰氏阳性菌的细胞壁中类脂质含量少，无法被脱色，因而细胞仍然保留初染时的蓝紫色。

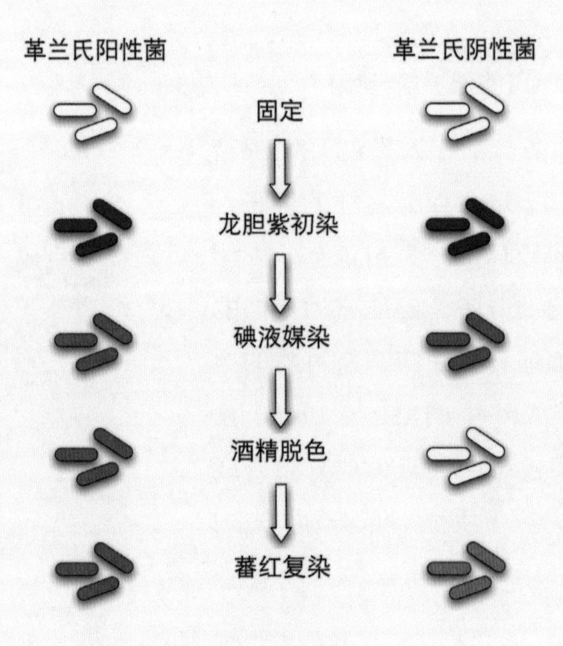

革兰氏染色过程

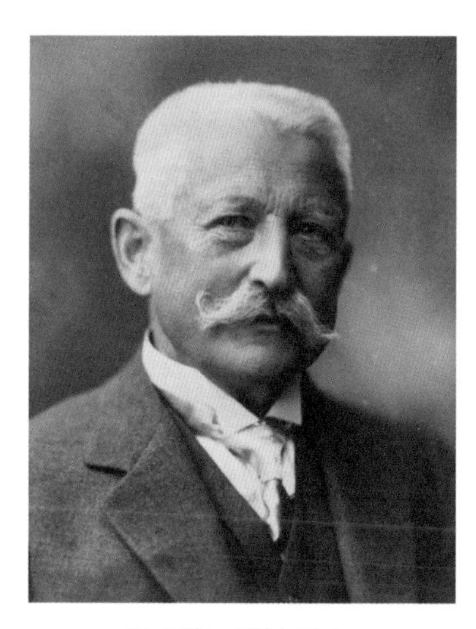

理查德 · 普法伊夫

糖。脂多糖覆盖在细胞壁最外层，是细菌生存所必需的物质。只有在细菌死亡、裂解之后，脂多糖才会游离出来。随后人们发现不仅仅是脂多糖，某些细菌表面的甘露糖、岩藻糖等多种细菌成分也能诱发人体的保护性应答。大家知道，细菌结构与人体正常细胞的结构是有相当差异的，正是这些细菌特有的结构起到了标志身份的作用。

不过，细菌与细菌之间同样有着巨大的差异，如果人体需要快速做出免疫应答，显然来不及针对某一种特殊细菌的专有结构做出识别，更何况“先锋部队”兵力有限，所以我们只能对某一群细菌共有的特殊结构进行识别。不过这还不够，因为细菌的变异非常迅速，很多细菌几十分钟到几小时就能繁殖一次，每次繁殖都存在发生变异的可能性——细菌遗传物质的复制准确率并不太高；所以为保证识别的准确率和持久性，机体势必会选择一些具有相当保守性的结构作为识别对象，这些结构常常是细菌生存、侵袭所依赖的重要结构，比如上文提到的脂多糖——连细胞壁都遭到破坏了，那细菌还怎么生存。

那么，究竟是谁在识别这些标志？在相当长的一段时间里，人们没能找到这样的物质。这时一位杰出的“理论生物学家”——耶鲁大学的查利 · 詹韦（1943 ～ 2003）大胆提出了自己的设想。说起“理论生物”，大家可别发笑，生物学相对于其他基础学科来说，更加倚重实验，几乎所有理论都是伴随着实验的进展建立起来的。不过，这次是个例外，当

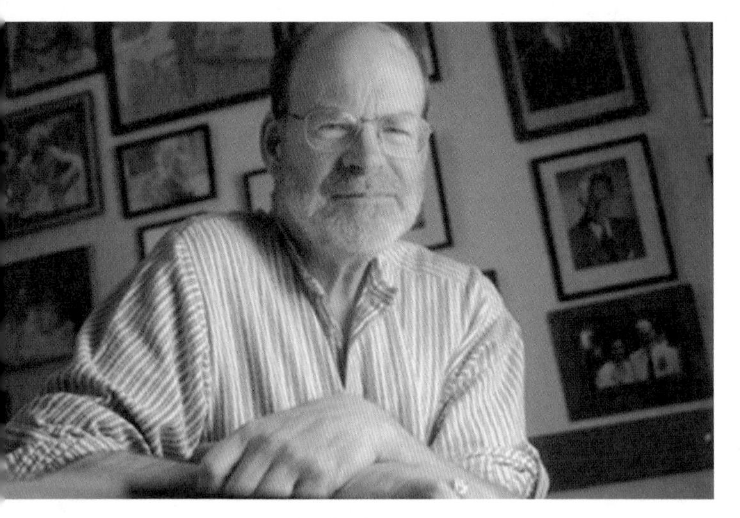

查利·詹韦

人们对分子层面的天然免疫几乎一无所知的时候，查利大胆提出了自己的推断：天然免疫的基础是一类模式识别受体（PRR, pattern recognition receptors），它们能够识别外来病原体携带的身份信息，从而触发免疫应答。之后，在漫长的实验探索中，查利的理论逐渐得到证实——人们发现了不止一种 PRR，现在我们了解最多也是最著名的一种是被称作“Toll 样受体（TLR, Toll-like receptor）”的 PRR。

Toll 来源于德语，是“好”的意思。1980 年，德国发育遗传学家尼斯莱因–福尔哈德等人在进行果蝇胚胎发育研究时发现了一个基因，它能够控制胚胎背腹侧的分化。“好极了！”随着科学家溢于言表的兴奋之情，这个基因就被命名为 *toll*。*toll* 基因编码的蛋白被称为 Toll 蛋白。Toll 蛋白的活化能够导致果蝇胚胎沿着背腹轴方向形成蛋白梯度，从而将身体分成不同部分，随后分别发育成背部和腹部。后来的发现证明，Toll 的作用远远不止于此。

1988 年，人们确认 *toll* 基因编码的是一种跨膜蛋白*，并且阐明了这种蛋白的结构。紧接着，1991 年，人们又发现 Toll 蛋白在结构上与哺乳动物中的一种天然免疫功能分子——白细胞介素受体 1（interleukin-1

* 指肽链可横穿膜一次或多次的蛋白。

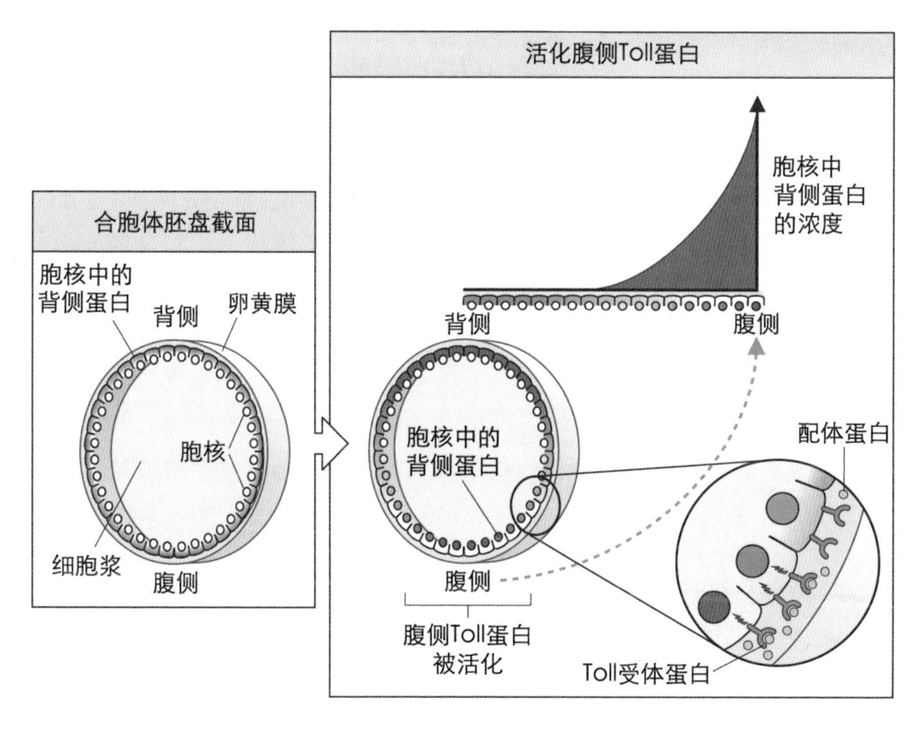

Toll 蛋白与果蝇的背腹侧分化

receptor）具有同源性。这个发现提醒人们，Toll 很可能参与机体免疫，而不仅仅是胚胎发育。

法国科学家朱尔·奥夫曼和他的同事们发现：在果蝇中，Toll 参与对抗真菌感染，它的一种同源体则能够对抗革兰氏阴性菌。美国科学家布鲁斯·博伊特勒的研究团队在小鼠中也发现了与 *toll* 类似的基因。1997 年，耶鲁大学免疫学家詹韦和他的同事们发现了第一个与果蝇 *toll* 同源的人类基因，它所编码的蛋白能够激活某些与免疫相关的基因。

现在，人们已经在哺乳动物体内发现了 10 多种与果蝇 Toll 同源的蛋白，按照次序这些蛋白分别被命名为 TLR1、TLR2、TLR3 等，它们都是跨膜蛋白——一端伸出细胞膜外侧，另一端则伸入胞质。

小故事

2011 年 10 月 3 日，瑞典卡洛林斯卡医学院宣布，将 2011 年诺贝尔生理学或医学奖授予美国科学家布鲁斯·博伊特勒、法国科学家朱尔·奥夫曼和加拿大科学家拉尔夫·斯坦曼，以表彰他们在免疫学领域的杰出贡献。其中一半奖金归博伊特勒和奥夫曼，获奖理由是“发现能识别微生物并激活天然免疫的受体蛋白质”；另一半奖金归斯坦曼，获奖理由是“发现树突细胞及其在获得性免疫激活中的作用”。

三位科学家没有一起共事，但共同发现免疫应答被激活的关键，开创性地加深了人类对机体免疫系统的认识。1996 年，奥夫曼在果蝇中发现 *toll* 基因编码的关键受体蛋白，这种蛋白可以激活天然免疫系统；博伊特勒把研究延伸到哺乳动物小鼠上，1998 年发现了细菌感染激活机体天然免疫反应的受体 TLR4。

令人遗憾的是，洛克菲勒大学当日晚些时候证实，2011 年诺贝尔生理学或医学奖得主加拿大细胞生物学家斯坦曼已在 3 天前去世，享年 68 岁。他所在的洛克菲勒大学因此降半旗悼念。据报导，4 年前，斯坦曼就被确诊患有胰腺癌，他利用自己发明的基于树突细胞的免疫疗法延长了生命。从中我们可以看到树突细胞在癌症治疗中的广阔前景。

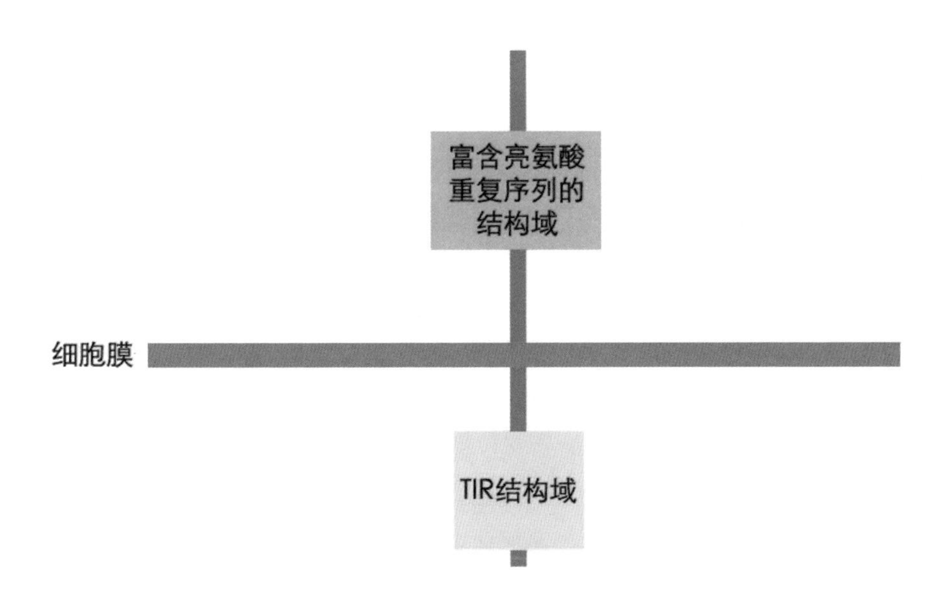

TLR 分子的结构

TLR 是横跨细胞膜两侧的蛋白，胞外部分是富含亮氨酸重复序列的结构域，而胞内则是负责信号传导的 TIR 蛋白。

采用基因敲除技术令小鼠体内 TLR 蛋白对应的 *tlr* 基因失去正常功能，再观察小鼠对不同病原体的反应——这是很常用的遗传学方法之一。人们发现，不同的 TLR 分子可分别识别不同的病原体，如分歧杆菌等表面的脂蛋白、革兰氏阳性菌的酚可溶性调控蛋白、酵母菌分泌的酵母聚糖等等。一旦失去 TLR 分子，机体自然也就无法有效地识别相应的病原体了。

除识别外来入侵者外，TLR 还能传输信号，通知机体准备抵抗，这就需要 TLR 的胞内部分——被称为 TIR（Toll/interleukin-1 receptor）的蛋白发挥作用了。令人惊异的是，在生物世界数亿年的进化史中，TIR 蛋白似乎一直保持着原来的模样。植物和昆虫始终依赖这段蛋白抵抗病原体入侵，哺乳动物虽然进化出了更加精巧、更加繁复的获得性免疫机

基因敲除技术

基因敲除技术是20世纪80年代发展起来的一种基因改造手段，用于研究特定基因的功能。

取小鼠的胚胎干细胞在体外培养，通过基因重组技术修饰或改变胚胎干细胞的某一特定基因。譬如原来有效的基因序列编码为“ABCDEFG”，通过敲除CDE，基因序列编码更改为“AB—FG”。

完成操作之后，再将干细胞植回小鼠子宫。等待其发育完成，就能够得到该特定缺陷的基因敲除小鼠。

制，但 TIR 蛋白依然扮演着重要的角色。

起初人们发现，有一种被称为 MyD88 的蛋白可以结合到 TIR 上接收并继续传递信号，如果想办法使小鼠体内编码 MyD88 蛋白的基因失去功能，那么小鼠针对某些病原体的天然免疫应答就会大大削弱，于是推测，MyD88 蛋白或许是所有天然免疫应答都必需的一种分子。但是很快，科学家们又发现，失去 MyD88 功能的小鼠并非完全无法做出免疫应答，而且不同 TLR 蛋白所对应的传递过程也存在差异。随后，人们发现存在另外一条无需 MyD88 蛋白的信号通路，这条通路也能启动相应的应答，限于篇幅，这里不再赘述，感兴趣的读者朋友们可以参考：

http://www.columbia.edu/cu/biology/courses/w3073/lecture_notes/Akira.TLR.Rev.pdf

现在我们知道：TLR 一方面能够识别病原体、发出危险信号，从而增强天然免疫细胞的吞噬能力和杀伤能力、促进炎症反应的发生和发展；另一方面也能够进一步诱导淋巴细胞的成熟、活化和分化，从而成为沟通天然免疫和获得性免疫的桥梁。当机体遭到侵袭时，首先奋起反抗的先锋部队是天然免疫，紧随其后的精锐部队则是获得性免疫，后者能够更加精准地识别入侵病原体，从而更加持久地抵抗入侵。TLR 传导的信号不但能够启动获得性免疫前来增援，还能增强获得性免疫的效力。

不过，TLR 并不是越活跃越好。上面说过，TLR 能够介导免疫应答，如果 TLR 过度活化，则机体更容易因为持久不愈的炎症而遭到损伤。例如，类风湿性关节炎就与 TLR 的过度活化有关。坏死的关节滑液细胞释放出 RNA，这种 RNA 有可能被 TLR 识别、结合，从而触发持续的炎症反应，导致类风湿性关节炎的发生、发展。采用某些物质抑制 TLR 的活性，就可以起到治疗关节炎的作用。可见，TLR 犹如一把双刃剑，一方

小知识

常用实验动物

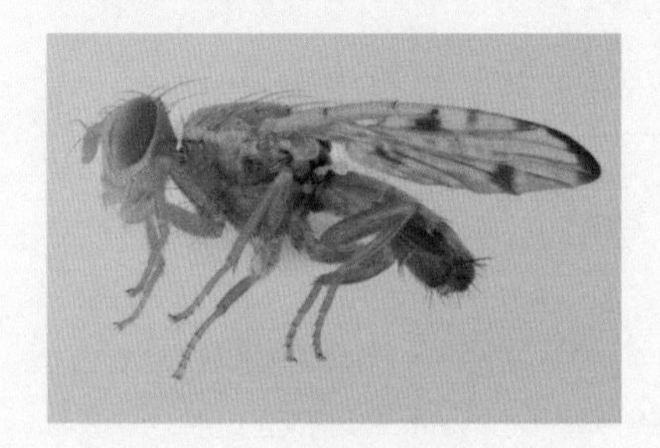
果蝇

果蝇是生物学研究中经常用到的实验动物，水果在暖和的季节腐烂之后，很容易观察到这种小个子昆虫。果蝇主要用于遗传学实验，其生活史短，培养容易，人们所掌握的遗传资料也非常丰富。果蝇幼虫唾腺细胞中的染色体异常大，且能够观察到清晰的横纹。根据横纹的改变，就能够识别染色体是否发生变异。

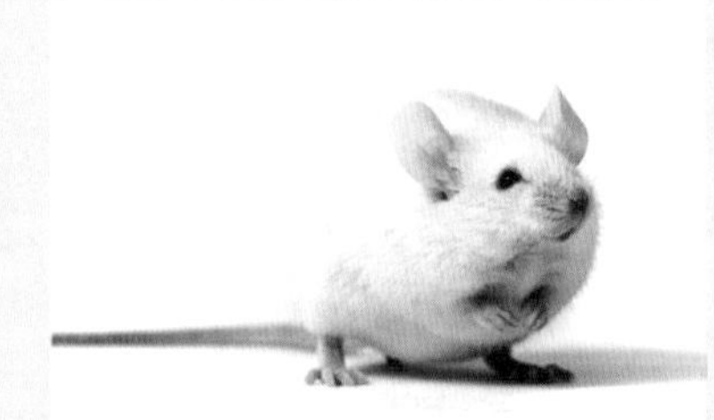
小鼠

小鼠同样是一种非常著名的模式生物。实验小鼠绝大多数为白色，品系繁多，在免疫学、毒理学和病理学研究中广泛使用。其中有一种被称为裸鼠的无毛小鼠先天无胸腺，带有T淋巴细胞功能缺陷，因此是肿瘤学、免疫学领域不可缺少的实验动物之一。

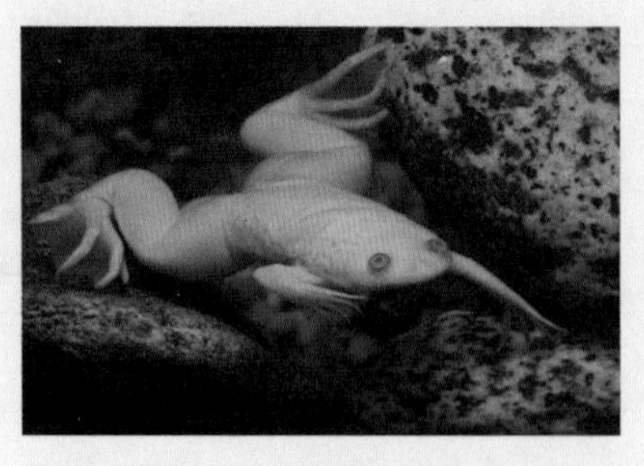
爪蟾

非洲爪蟾是另一种广泛用于生物学研究的模式生物。爪蟾的胚胎发育全过程均可在体外观察，因此便于对胚胎进行各种处理。爪蟾的很多重要基因与人类的相关基因具有同源性，可用于建立肿瘤、遗传病等多种疾病的模型。

面能够启动天然免疫、激活获得性免疫对抗病原体的感染，另一方面过度的 TLR 活化又会导致自身免疫性疾病。目前，TLR 在诸多炎症性疾病中所扮演的角色依然不够明朗。TLR 数量众多，每一条信号通路涉及的分子不在少数，研究起来可谓迷雾重重。不过可以肯定的是，有若干种方法能对正常人体中 TLR 的活化起到精细的调控作用。人体中既存在一些能够激活 TLR 传导信号、帮助机体抵抗感染的分子，也存在一些试图制约 TLR 活动的分子，所以炎症反应的剧烈程度恰到好处，反应过后免疫系统重新恢复平衡。我们的身体在平凡的每一分每一秒繁忙地进行沟通与协调，一切都平衡得如此巧妙。

特殊的战役：无菌性炎症反应

几十年来，人们一直致力于研究针对致病微生物的天然免疫应答，并且发现了机体识别微生物的 PRR 和相关分子机制。人体发生感染时会有一系列信号募集炎症细胞，尤其是中性粒细胞和巨噬细胞等天然免疫细胞。这些细胞能够吞噬感染性物质，并产生细胞因子和化学物质，导致淋巴细胞活化，产生获得性免疫应答。

不过，现在人们发现，PRR 同样能够对非感染性的信号做出应答，例如在组织修复和创伤条件下，机体同样能够产生炎症应答，哪怕这时候并没有致病微生物的侵袭。这种反应被称为无菌性炎症反应。

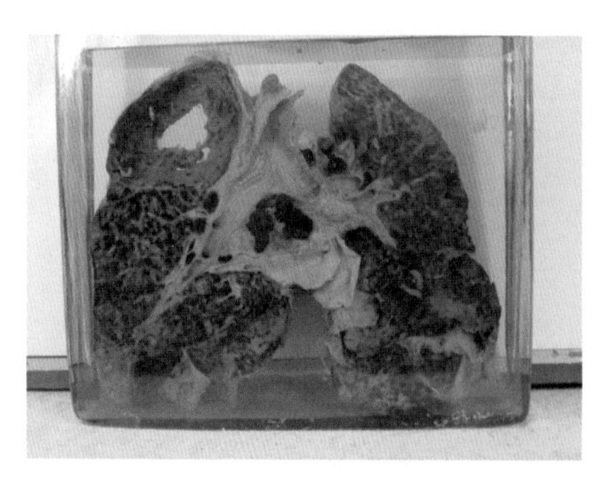

硅肺

和感染性炎症相似，无菌性炎症也能够募集大量中性粒细胞和巨噬细胞。而这些细胞产生的活性氧（ROS, reactive oxygen species）、蛋白酶以及生长因子等反而会加剧组织损伤，甚至导致成纤维细胞的增生和胶原蛋白的异常聚积，进而形成纤维化。一个典型的例子就是硅肺病（又称硅沉着病）：硅和石棉被吸入肺部后会对肺产生持续性的刺激，导致巨噬细胞浸润，随后出现肺组织纤维化，造成硅肺，严重影响肺功能。

组织缺血后血液的再灌注也常常伴随严重的无菌性炎症反应，被称为缺血再灌注损伤。众所周知，组织、器官的缺血会导致相应组织、器官出现功能、代谢紊乱和结构破坏，这种现象就是所谓的缺血性损伤。但是，对缺血器官恢复血液灌注以解除缺氧、缺营养物质的状态反而可能导致缺血性损伤的加重。1955 年，有科学家发现，结扎狗的冠状动脉，然后恢复血液灌注可致动物死亡。例如，血栓造成心肌缺血，在血栓溶解之后，血液供应恢复，随着中性粒细胞的浸润和 ROS 的大量增加，反而可能造成心肌细胞严重受损。

无菌性炎症的诱因是什么呢？值得注意的是，细胞一旦发生坏死，就会释放出一些可能引起免疫应答的物质，而这些物质在正常状态下是不会出现的。这和细胞凋亡不同，凋亡是一种程序性的细胞死亡过程，不会引起额外的免疫应答。根据物质来源的不同，可将诱发无菌性炎症的物质粗略地分成胞内成分和胞外基质成分。细胞破碎时释放出的胞核蛋白 HMGB1 就可能导致无菌性炎症。实验发现，给健康小鼠注射重组 HMGB1 可导致全身性炎症反应。而在肾脏缺血再灌注损伤情况下，机体的 HMGB1 含量显著升高，使用抗 HMGB1 抗体治疗，可明显改善肾脏炎症，而如果给予重组 HMGB1，则会导致肾脏缺血再灌注损伤相关的炎症加重。在肝脏缺血再灌注条件下也得到了类似的结果。

如果说细胞凋亡是主动死亡，那么细胞坏死就是细胞在各种因素影响下不得不死亡，比如细胞因为结构突然遭到破坏而死亡。在坏死过程中，细胞常常会发生质膜破裂，导致内容物外泄，引起炎症反应。

细胞凋亡

人体细胞处于不断衰老、更新的动态平衡之中。为维持平衡，体内某些细胞会在基因控制下主动发生程序性的死亡。准备凋亡的细胞常常会体积缩小，与周围细胞脱离连接，胞膜通透性改变，最后形成几个凋亡小体。这个过程中，细胞内容物不会溢出，也不会诱发炎症反应。

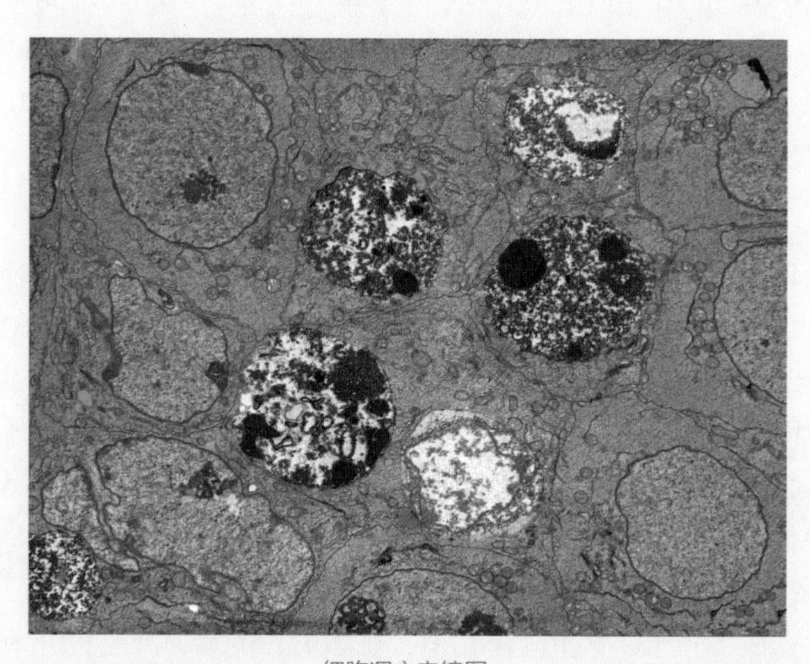

细胞凋亡电镜图

图中黑白部分的5个细胞就是发生凋亡的细胞。我们可以看到，这些细胞依然保持“完整”，没有内容物溢出。

而细胞自噬与前两者都不同。通常来说，自噬指细胞程序性地存活，是近年来的一大研究热点。它与凋亡共享同样的刺激因素和调节蛋白，表现为部分胞质和需降解的细胞器被膜包被，形成自噬体，胞质和细胞器降解为氨基酸，被细胞再利用，从而使细胞器得到更新。自噬能为细胞再生、修复提供原料，促进细胞的再循环，但有时也会导致细胞死亡。

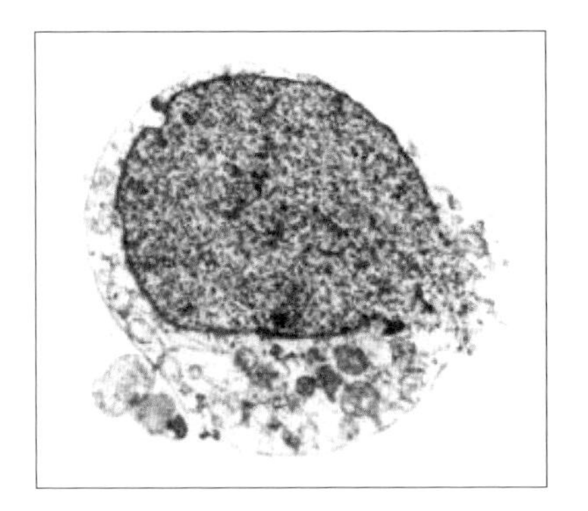

细胞坏死电镜图

线粒体成分同样可能引起无菌性炎症。线粒体在诸多细胞器中具有相当的特殊性——本身带有独立于细胞核 DNA 以外的线粒体 DNA（mtDNA）。内共生学说认为，最早的线粒体可能来自细胞对另一个细胞（如细菌等）的吞噬：这个被吞噬的细菌并没有被彻底消化，而是与吞噬细胞建立了共生关系，并逐步发展成现在真核细胞中的线粒体，而这个细菌本身的 DNA 也就以 mtDNA 的形式保留下来。由此我们可以推断，线粒体成分的释放也会引起类似于外来微生物诱发的免疫应答。实验发现，线粒体成分能够诱发中性粒细胞的免疫应答。在啮齿类动物（如小鼠）体内注入线粒体成分，同样可以诱发全身性的炎症反应。进一步地，人们对可能的相关

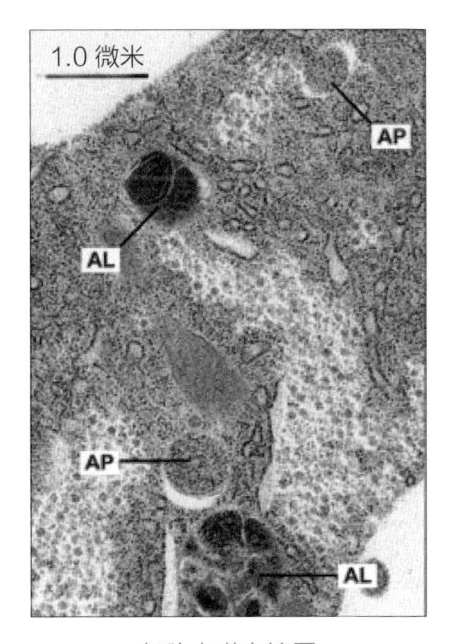

细胞自噬电镜图

图中 AP 是自噬体，AL 是自噬溶酶体。

受体进行阻断，观察炎症反应是否有所好转，结果证实，线粒体中的甲酰肽和 DNA 成分确实能够诱发机体的无菌性炎症。

胞外基质的多种成分也能引起无菌性炎症反应。例如，间质细胞分泌的一种多糖透明质酸（HA, hyaluronan）就在无菌性炎症中扮演着重要角色。正常情况下，HA 是一种分子量非常大的多糖，一旦出现炎症，HA 就会降解为相对较小的片段。体外培养中发现，降解的 HA 片段能活化巨噬细胞产生炎症反应。不过，在小鼠实验中，人们观察到了不同的结果。在抗肿瘤药物博来霉素诱发的无菌性炎症中，肺上皮细胞过量表达的高分子量 HA 能够有效缓解炎症；另一方面，如果肺部肌成纤维细胞过量表达 HA，则会加重肺部的纤维化。科学家们认为，HA 在无菌性炎症中的作用可能取决于 HA 的来源及分子量，所以不能一概而论。

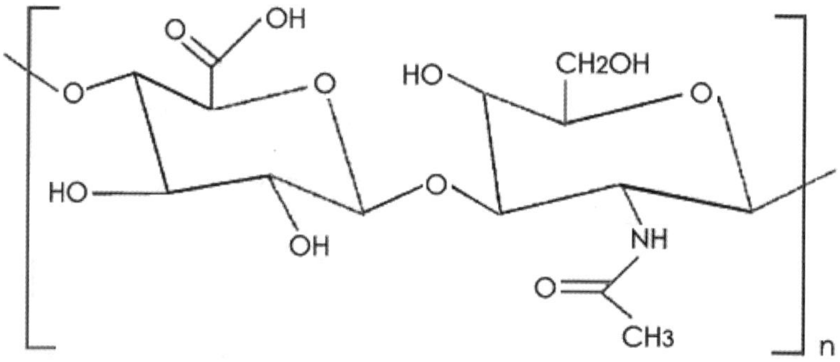

HA 结构图

透明质酸是构成人体表皮、真皮基质的主要成分之一，广泛存在于结缔组织中，它的减少或过度降解都可能致病。

上文说过，炎症反应能够启动获得性免疫并增强获得性免疫的效力，这是在细菌感染的情况下。那么，无菌性炎症是否也能够促进获得性免疫的发生呢？至少在器官移植中，答案是肯定的。临床研究中，肾脏移植时发生的缺血再灌注损伤可导致大量天然免疫细胞迁移进入肾脏，进而募集了大量的 T 细胞。至于这个结论能否推广到普遍的无菌性炎症中，尚待深入研究。

Chapter 4

获得性免疫反应的启动——抗原提呈

当病原体较多时，天然免疫不能有效地阻挡它的侵害，这时候就需要一些细胞传递信号启动获得性免疫。获得性免疫始于抗原的识别，继而发动更为精准的免疫攻击。如果攻击有效，机体就会产生对该种病原的记忆，一旦再次遇到相同的入侵病原，便能更迅速、有效地将其击溃。

但获得性免疫系统需要经过抗原提呈细胞的“提示”才能产生对病原的恰当应答。在抗原提呈过程中，最重要的一类物质是主要组织相容性复合体分子，它们能够结合经过吞噬处理的抗原，提呈给淋巴细胞，以启动免疫应答过程。所有能够表达这种分子并能将抗原信息呈递给淋巴细胞的细胞都是抗原提呈细胞，其中抗原提呈能力最强的细胞是树突细胞。

这里，我们将通过主要组织相容性复合体分子与树突细胞的发现过程来讲述免疫学中最让人头痛的部分——抗原识别或抗原提呈。

让免疫细胞认识到威胁

上文说到，病原微生物进入人体后将被吞噬细胞吞噬。在相当长的一段时间里，人们以为吞噬作用仅仅是天然免疫应答赖以摧毁外来物的途径；然而，随着研究的深入，人们逐渐发现，吞噬作用以及吞噬小体 * 在天然免疫与获得性免疫之间起着重要的桥梁作用。其中，主要组织相容性复合体分子发挥着举足轻重的作用。简单地说，被吞噬的外来物将被处理，并与主要组织相容性复合体分子结合，提呈给淋巴细胞，以启动获得性免疫的发生。而能够完成这些功能的细胞，就是所谓的抗原提呈细胞（APC, Antigen Presenting Cell）。

* 指吞噬细胞在胞吞作用中通过细胞膜向内凹陷形成的囊泡。

从移植排斥反应说起

让我们将目光投向20世纪上半叶。那时候，人们还只知道H2系统：对不同种系小鼠进行皮肤移植，通常会发生组织间的移植排斥反应。人们发现，小鼠的红细胞血型抗原II与不同小鼠之间的组织移植排斥反应相关，于是将它命名为Histocompatibility 2（H2）体系。直到20年后，人们确认多种脊椎动物体内都存在与H2同源的系统，才将引起较强移植排斥反应的抗原称为主要组织相容性复合体（MHC, Major Histocompatibility Complex），而引起较弱排斥反应的抗原被称为次要组织相容性抗原。

当时，偌大的科学界只有乔治·斯内尔（1903～1996）和彼得·格雷尔（1907～1961）对MHC分子有兴趣。格雷尔是一位医学博士，当时，他正试图研究血细胞抗原和异种肿瘤移植物的排斥之间是否存在某些关联。在他们看来，机体对非相容性红细胞产生的应答与组织移植物导致的排斥反应具有某种程度的相似，而这种相似可能意味着两者存在相关的机制。随着研究的深入，格雷尔认为，移植物的排斥主要来自H2抗原相关的体液应答；而他的同事彼得·梅达瓦尔则坚持认为，移植组织主要是被细胞毒性 T 细胞（参见第 87 页）破坏的。我们暂且按下两人的争论不提，来看另一位科学家斯内尔的工作。

与格雷尔不同，斯内尔接受过很好的遗传学训练，是一位理学博士。在读了克拉伦斯·利特尔的一篇综述之后，斯内尔对肿瘤移植产生了浓烈的兴趣。但是，他的视角与格雷尔不同，他更关注组织相容性所对应的基因位点（H 位点），他想知道这些位点的数量、特性和功能。为了研究 H 位点，他需要先设计一种方法来将 H 位点和其他基因位点区别开。显然，H 位点不止一个，如果它们的功能一致——都起到排斥异种移植物的作用，则要区分不同 H 位点貌似并不太容易。斯内尔意识到，他需要构建出这样的供体和受体：每一对供体和受体除一个 H 位点有差异外，基因型完全一致。

在这之前，斯内尔就针对果蝇进行过大量遗传学研究。不过，这次的实验看起来困难重重。斯内尔所研究的基因的表现特征在于肿瘤的生长情况，这是一个需要时间来表现的特征，而小鼠的发育时间远长于果蝇。要想完成这项实验，实验者无疑需要极高的耐心以及相当的“运气”——试想，如果实验中途发生了什么天灾，导致小鼠意外死亡，那么放弃研究恐怕也情有可原。这些困难并没有成为阻止斯内尔的理由。利用之前积累的遗传学知识，斯内尔设计出简洁、高效的方法培育出同种系小鼠。进一步地，斯内尔设计了一个很好的肿瘤模型，在进行移植之后，小鼠能够迅速生长。

斯内尔发现，如果仔细调节移植物的大小，并逐步降低 H 相容性的要求，他总是能够追踪到一个位点；也就是说，只要这个位点一致，移植肿瘤就能够顺利生长起来。斯内尔推测，这里存在一个与众不同的 H 位点。接着，斯内尔又发现，这个 H 位点与另一个标志性基因 Fu 连锁。Fu 的突变会导致小鼠尾椎融合、尾巴变形；只需要跟踪这个显而易见的特征，斯内尔就能够区分不同 H 位点的小鼠。并且，这个 H 位点与其他位点都不一样，它具有独一无二的重要性。

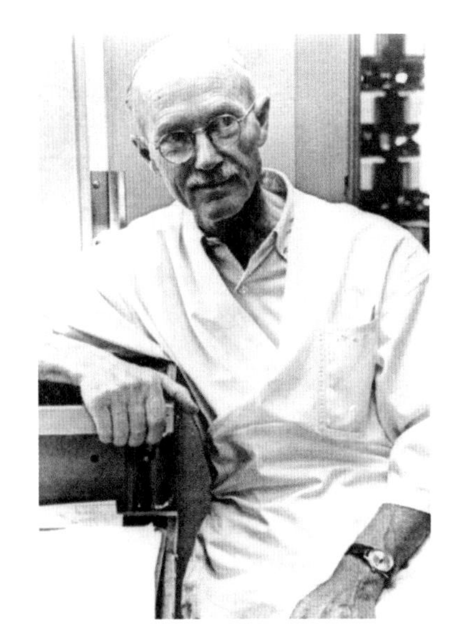
斯内尔

至此，斯内尔和格雷尔完全不知道对方的研究成果，他们从来没有见过面，也从来没有通过信。何况当时正值第二次世界大战，私人之间通信并不方便。直到 1946 年，斯内尔所在实验室的老板利特尔才与格雷尔在意大利举行的一次论坛上见了面。在利特尔的张罗下，格雷尔来到他们的实验室访问，这时候，斯内尔和格雷尔才第一次面对面地交流自己的研究成果。他们发觉各自在肿瘤移植方面得出的经验竟如此相似——其实他们研究的是同一个对象。于是他们一起设计了一个实验：建立具有 Fu 突变的小鼠品系，检测是否会出现抗原 II。结果很清楚，斯内尔所发现的与 Fu 连锁的 H 位点与格雷尔发现的抗原 II 编码位点一致，或者说具有非常高的相关性。为此，他们将这个位点命名为 H2，它是编码抗原 II 的 H 位点。

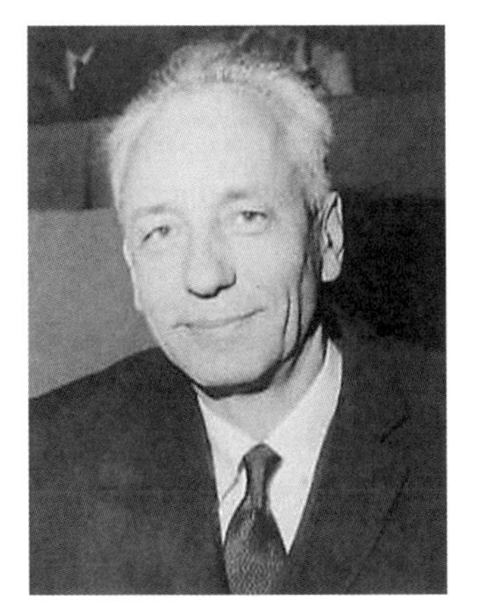
让 - 多塞

现在，让我们把目光投向另一位科学家，来自法国的让 - 多塞（1916 ～ 2009）。

让－多塞出生于1916年10月19日。他的父亲是一位医生，专攻风湿病。让－多塞也顺理成章地走上学医之路，之后，他前往北非参军。在部队里，让－多塞的职责是进行输血治疗。1944年，让－多塞回到法国，继续在当地的输血中心工作。1952年，完成博士后研究的让－多塞开始了一些新研究，他试图搞明白为什么有的患者会出现白细胞减少。在一间简陋的实验室里，让－多塞守着一张桌子、一台冰箱、一些玻片，他大概没有料想到这些东西背后潜藏着巨大的惊喜。

让－多塞偶然从冰箱中找到一管血样，这是一位多次接受输血的患者的血清。将这份血清与其他人的白细胞混合，让－多塞观察到了明显的凝集现象；而在一般情况下，将不同样本的白细胞混合在一起并不会产生凝集。顺着这个发现，1958年，让－多塞报告了第一种白细胞抗原。接着，在分析了50位志愿者的50份血清的相互作用之后，让－多塞指出，人体中存在与小鼠H2系统相似的系统，它能够影响人类皮肤移植的成功与否。

与此同时，在让－多塞白细胞凝集反应的启发下，另一位博士罗丝·佩恩也产生了浓烈的兴趣。她同样发现，输血会导致这种抗体产生。后来，她找到了更好的抗体来源——一位多胞胎妇女的血清，并由此确定了一系列抗原，她将它们命名为LA（Leucocyte Antigen）。后来，人类MHC编码的基因群因此被命名为HLA（Human Leucocyte Antigen）。

树突状细胞的发现

根据结构和功能，组成 MHC 的基因分Ⅰ类、Ⅱ类和Ⅲ类。现在我们知道，几乎所有有核细胞都能表达 MHC I 类分子。

MHC I 类分子具有两条多肽链，其中较大的为 α 链，较小的为 β 链，即 β2 微球蛋白（β2m）。α 链是跨膜的，它折叠形成三个结构域，分别为 α1、α2 和 α3。其中，α1、α2 结构域形成分子表面凹槽的壁，是肽结合的位点。结合 MHC I类分子的肽通常只有 8～9 个氨基酸那么长，所以外来蛋白需要经过降解才能结合到 MHC I 类分子上去。具体来说，完整的抗原在细胞内被加工成抗原片段，在内质网腔中与新合成的 MHC-I分子结合，并折叠成一定的空间构型。接着 β2m 与之结合形成稳定的肽 –MHC-I 分子复合体，结合了多肽的 MHC I 类分子即由细胞分泌，在胞膜表面表达。

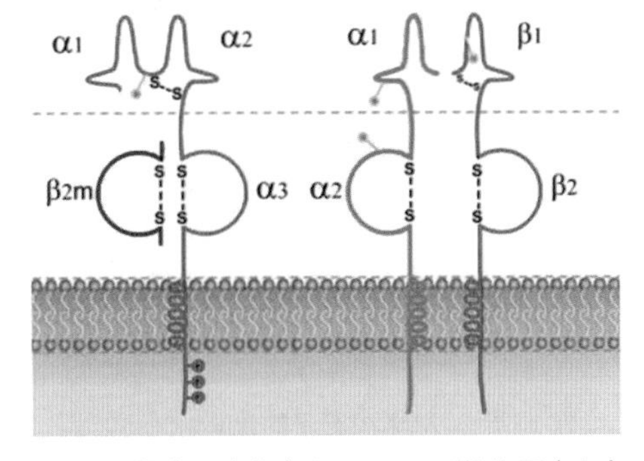

MHC I类分子（左）和 MHC II 类分子（右）

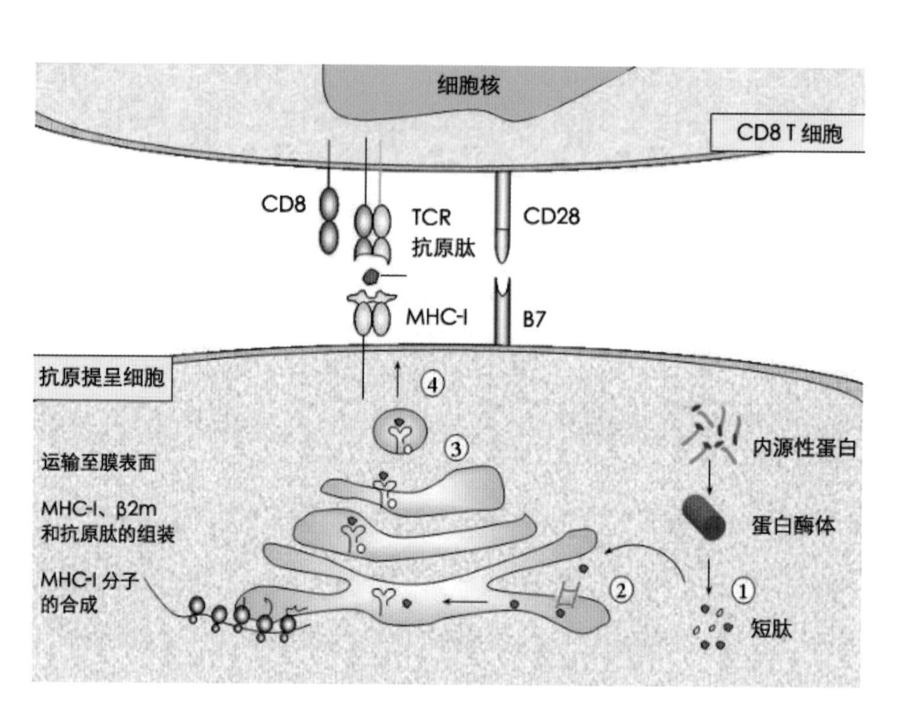

MHC-I 分子的结合

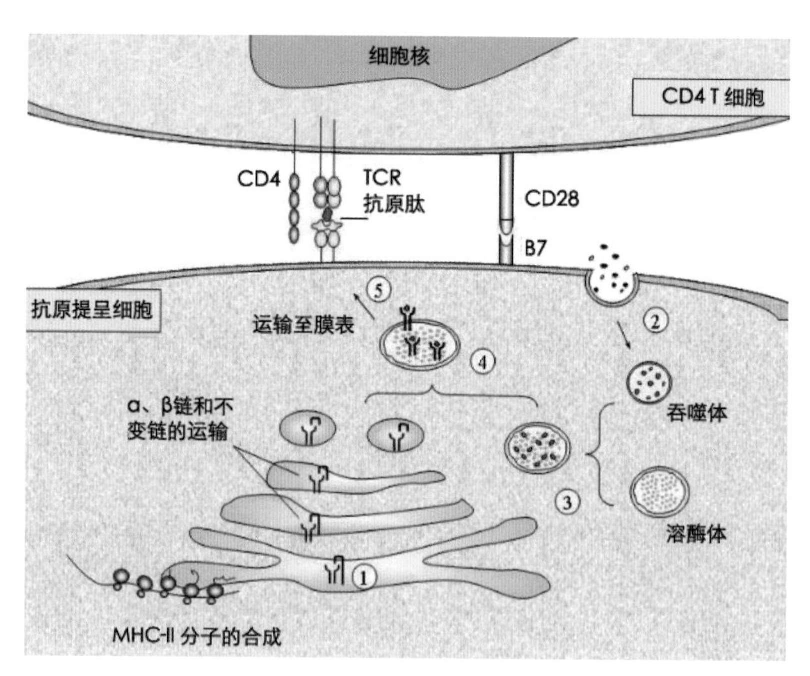

MHC-II 分子的结合

MHC II 类分子通常存在于 B 细胞、树突细胞、单核 / 巨噬细胞等免疫细胞上。MHC II 类分子在细胞内质网中完成组装后，需要结合一种被称为 Ii 的蛋白，以形成稳定的结构，从而避免结合其他胞内蛋白。随后，MHC II 类分子进入吞噬溶酶体，Ii 和外来蛋白都在吞噬溶酶体中被降解，接着 MHC II 类分子与经过消化的外来蛋白结合，并由细胞运往胞膜表面表达。

MHC 分子与多肽的结合基本是不可逆的，如此稳定的结合能够确保：即便是很稀有的多肽，也能被 MHC 分子有效地运送至细胞表面，并在感染细胞表面长期表达。其次，多肽一旦从 MHC 分子表面脱落，MHC 分子很快就会被清除，以避免结合细胞外液中的多肽段。这样，MHC 分子就能够有效地将抗原呈递在细胞表面。

抗原提呈细胞种类繁多，所有能够表达 MHC 分子并且能够将抗原信息提呈给淋巴细胞的细胞都是抗原提呈细胞。人体中最重要的、抗原提呈能力最强的细胞是树突细胞。它能够刺激初始 T 细胞进行增殖，从而成为机体免疫应答的始动者，在免疫应答的诱导中占据着特殊的地位。

事实上，直到 1973 年树突细胞被发现，人们才算对抗原处理和抗原提呈有了比较清楚的认识。在这之前，人们认为，抗原能够以完整的蛋白形式出现在淋巴组织生发中心的“树突状巨噬细胞”（这些细胞后来被证明为滤泡树突细胞）表面，或者腹腔的巨噬细胞表面。于是，为了研究巨噬细胞的生理功能，斯坦曼和他的同事们开始培养巨噬细胞，研究它的抗原提呈过程。但奇怪的是，他们并没有在巨噬细胞表面观察到完整的抗原，相反，他们发现抗原被逐步降解成为氨基酸。

既然在巨噬细胞中一无所获，斯坦曼随即将目光投向淋巴组织。当时人们已经知道脾脏是产生免疫力的位置之一。在这之前，科学家们发现，使用脾脏细胞悬浮液，加入“辅助”细胞后，能够使这些细胞对羊红血球产生抗体应答。不过，要是没有“辅助”细胞，抗体应答就不会出现。

斯坦曼对“辅助”细胞进行仔细检查，发现其中含有某些形态异乎寻常的细胞，它们具有树枝状的突起，还能不断伸出或者缩回这些突起。这是所有其他白细胞都不具备的特点，斯坦曼认定这是一种新细胞，并将其命名为“树突细胞”。

根据树突细胞的形态特征，斯坦曼从大量样本中富集了足够的树突细胞，在后续的研究中，树突细胞的免疫原性终于得到证实。将不同个体的淋巴细胞混合后，因为供体和受体的 MHC 分子具有遗传不相容性，所以能观察到移植排斥作用的发生。斯坦曼和他的同事将供体树突细胞加入到受体 T 细胞培养物中，并逐步增加树突细胞的剂量以促使排斥作用发生。令人惊奇的是，和全脾细胞相比，树突细胞的效力至少要高 100 倍；而全脾细胞中树突细胞的含量恰好占 1% 左右。

更直接的证据是，产生免疫反应的 T 细胞周围富集有大量树突细胞，说明免疫反应的发生需要树突细胞微环境的存在。1978 年，斯坦曼提出：“我们将发现在很多免疫应答的产生中，树突细胞是关键的辅助细胞。”但是当时，人们并不接受斯坦曼的观点，人们认为树突细胞只是巨噬细胞的一种异常形态，并不是崭新的细胞。

进一步地，美国科学家米歇尔・纳森兹韦格制备了一种包被有 TNP 的 T 细胞，试图研究树突细胞是否引起自体 T 细胞的免疫应答。TNP 是一种半抗原，半抗原本身并不能诱导免疫应答。纳森兹韦格将包被了 TNP 的 T 细胞加入到不同的抗原提呈细胞和 T 细胞培养物中。结果发现，只有树突细胞能够诱导 T 细胞对 TNP 的免疫应答。随后，人们发现，纯化的树突细胞能够有效辅助抗体形成，而巨噬细胞的该种作用却非常微弱。随着各项研究的逐步深入，人们渐渐相信了斯坦曼的发现，认为树突细胞是最重要的抗原提呈细胞，斯坦曼也因此获得了 2011 年的诺贝尔生理学或医学奖。

Chapter 5

人体的第二道防线——获得性免疫

病原体进入人体后遇到的第一道防线是天然免疫，天然免疫具有反应及时且迅速的特点。当病原体较多时，机体就需要启动获得性免疫，所以获得性免疫应答比天然免疫应答产生时间晚，常在感染 5 ～ 7 天后才起作用，但具有特异性、高效性、记忆性等优于天然免疫的特点。

天然免疫在个体出生时就具备、作用范围广、不针对特定抗原，所以也叫非特异性免疫，在机体防御机制中具有重要作用，是抵抗病原微生物感染的第一道防线。获得性免疫是个体出生后在生活过程中与病原体接触后产生的一系列免疫防御功能。这种免疫在出生后才形成，并且只对接触过的病原体有作用，所以又称特异性免疫。获得性免疫不能遗传给后代。

特异性：淋巴细胞的成长史

特异性实际上包含了两个方面：首先要能够识别该识别的，例如某一类入侵者；其次，不能识别不该识别的，例如机体的正常细胞。

人们早就知道，人体内存在某些特殊的物质，这些物质能够对抗致病的“毒素”，并且往往只能对某类“毒素”发挥效力。也就是说，获得性免疫能够针对不同“毒素”派遣出不同的兵力。那么，这样的特异性究竟是如何产生的呢？我们先从 B 细胞的最终产物——抗体说起。

前面说过，人体的淋巴细胞包括 B 细胞和 T 细胞，大部分 B 细胞最终将成为浆细胞，而浆细胞的主要职能就是分泌抗体。有趣的是，抗体似乎“无所不能”——仿佛形形色色的抗原总能遇到对应的抗体，并被特异性地结合。而抗体的功能不仅于此，它们在结合抗原之后，还忙着招募其他细胞、分子等一同消灭入侵者，这意味着抗体还需要具备信号传导功能。

功能总是与结构密不可分。抗体所具备的结合抗原、传递信号两大功能分别对应于抗体的两个结构区域——可变区（V 区 , variable region）和恒定区（C 区 , constant region）。V 区是抗体结合抗原的部位；

小知识

抗体的不同种类

抗体又称免疫球蛋白（Ig, immunoglobulin），或γ 球蛋白，但免疫球蛋白不一定具有抗体活性。可以根据恒定区的不同将抗体分为五类。

IgG：血液中含量最高的免疫球蛋白，也是唯一一种能够透过胎盘对胎儿起到免疫保护作用的抗体。

IgA：大部分 IgA 分布在黏膜表面，能够帮助抵御黏膜表面的微生物入侵。同时，在乳汁、唾液等分泌物中，IgA 以二聚体的形式存在，是分泌物中的主要免疫球蛋白。

IgM：B 细胞表面早期表达的抗体，也是体液免疫（参见第 128 页）应答中最早产生的抗体，常以五聚体形式存在，能够有效地清除微生物。

IgD：紧随 IgM 在 B 细胞表面得到表达，但在循环血中含量比较低。

IgE：血液中含量最低的抗体，但在过敏患者血液中含量显著提高。

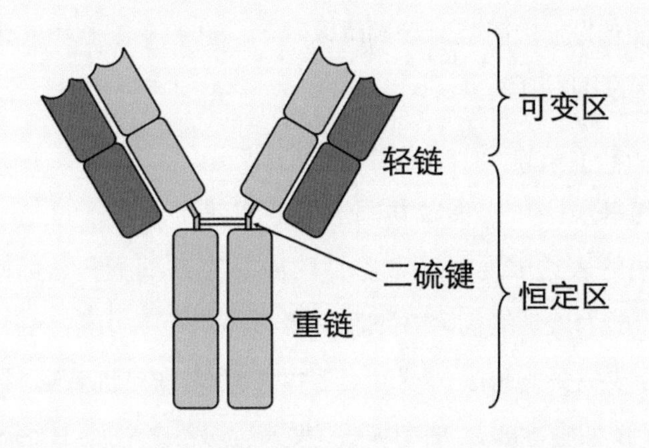

抗体的结构

而 C 区则是抗体发挥信号传导功能的部位。那么，很容易可以想到，需要结合抗原的 V 区一定具有相当的多样性；而需要传导信号的 C 区则需要具备一定的稳定性。根据 C 区的差别，抗体被分为五大类，分别为 IgM、IgD、IgG、IgA 和 IgE。

同时，根据抗体组成肽链的大小，我们又可以将抗体结构分为重链(H 链 , heavy chain ）和轻链（ L 链 , light chain ），前者是分子量较大的肽链，后者分子量较小。以人类研究最早的 IgG 为例，分子由两条重链和两条轻链经共价结合而成：重链和轻链上的可变区共同组成结合抗原的 V 区，恒定区共同组成传导信号的 C 区。

那么，抗体所具备的这种广泛的特异性从何而来呢？这就需要了解 B 细胞的发育过程。

人一旦出生后，骨髓就成为造血干细胞的主要产地。造血干细胞分化，分别成为髓样祖细胞和淋巴样祖细胞。其中，淋巴样祖细胞将成为前文所说的淋巴细胞，包括 T 细胞、B 细胞和 NK 细胞。而髓样祖细胞将最终分化成为红细胞、血小板、单核细胞以及粒细胞。右页上图简要显示了造血干细胞的分化情况，我们可以看到，造血干细胞事实上是所有重要免疫细胞的共同祖先。

B 细胞同样来源于造血干细胞的步步分化。如右页下图所示，干细胞在骨髓基质中首先形成共同淋巴细胞前体，接着通过一些初始的特征性蛋白的表达成为祖 B 细胞，即最早的 B 细胞。之后，形成前 B 细胞，进而成为成熟的初始 B 细胞。当然，我们还可以将祖 B 细胞、前 B 细胞细分成更多的阶段，不过限于本书深度，在此就不介绍了。需要说明的是，B 细胞需要在骨髓中一直发育为成熟的初始 B 细胞，然后才迁移进入外周器官，最终分化为具备抗体分泌功能的浆细胞。

除细胞层面的分化之外，B 细胞还需要进行基因层面的重排——重

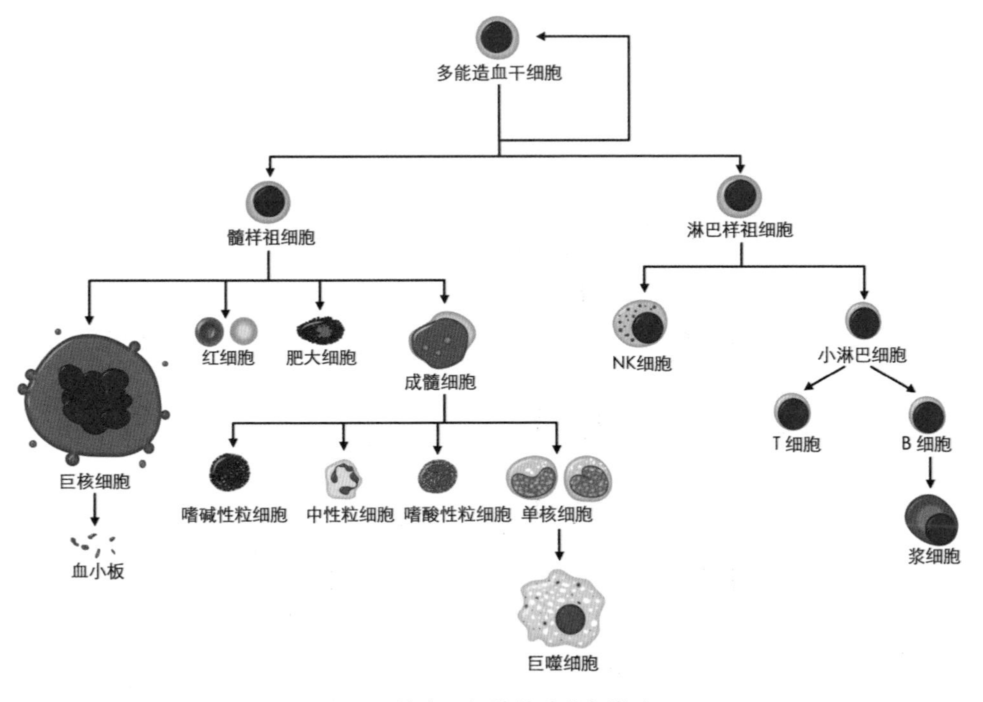

造血干细胞的分化与发育

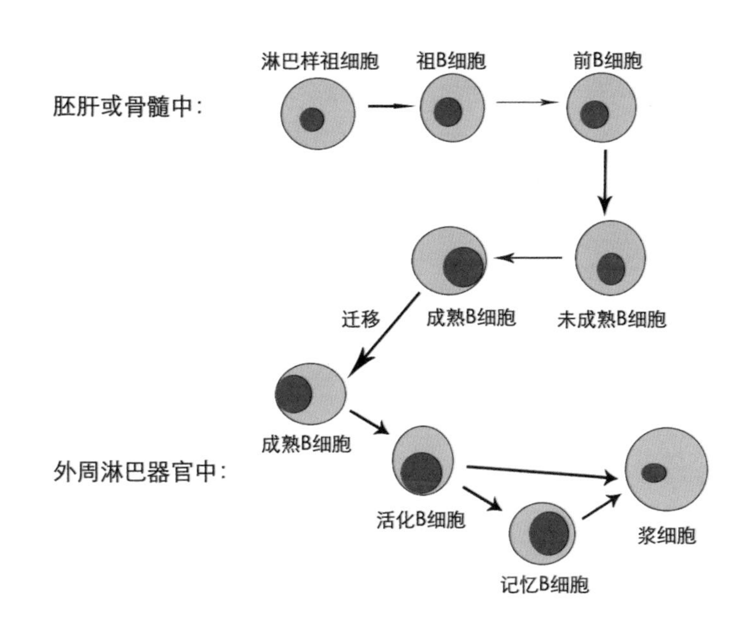

B 细胞的分化历程

排是构成抗体多样性的最重要因素，是伴随 B 细胞分化同步进行的。为了方便说明，我们用下面这张图作为示例。

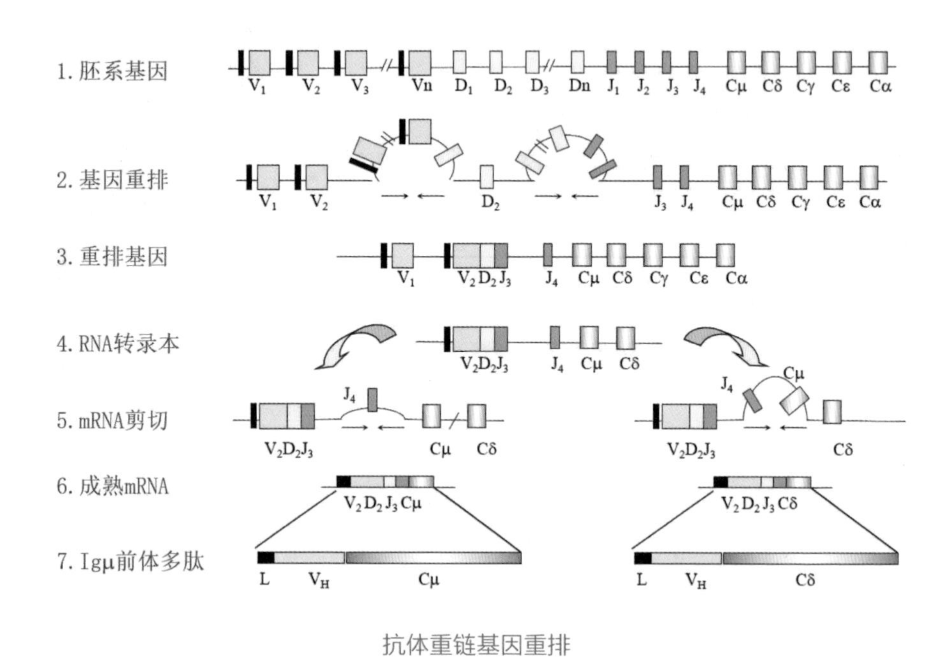

抗体重链基因重排

B 细胞 V 区对应的基因可分成三个片段，分别为 V 基因、D 基因和 J 基因。其中，每一种都有多种“备选”的基因片段，我们将其分别命名为 V1、V2、V3……Vn，D1、D2、D3……Dn 和 J1、J2、J3……Jn。抗体未来的重链中含有 V、D、J 片段，抗体未来的轻链中含有 V、J 片段。

以重链为例，在基因重排中，备选的 V、D、J 基因会分别“派出”某些片段，得到新的重排后的基因，我们假设其为 V1–V2–D2–J3–J4。但是，并非这些基因片段都能够被翻译成 RNA，有时候，因为 DNA 中存在某些特殊序列，RNA 翻译无法继续下去，在这个过程中，V、D、J 基因片段可能会被进一步选择。假设经过这个过程，我们得到的 mRNA 为 V2–D2–J3–J4。接着，RNA 需要经过一个“剪切”过程。并非所有翻译得到的 mRNA 都能够最终表达为蛋白，我们在第 15 页提到过某些不被表达的“沉默”的内含子基因，它们会在剪切过程中被删去。与此类似，某些 V、D、J 基因片段也会被删去。经过这个过程，假设我们最终得到的有效 mRNA 为 V2–D2–J3。

当然，并非所有重排过程都能顺利得到有效的基因，能有效产生对应蛋白的重排被称为生产性重排。只有发生了生产性重排的细胞才能够顺利发育下去，否则会被清除，相当多发育中的 B 细胞会因此而丢失。

经过这样的重排，V–D–J 的组成方式是非常多样的，也就是说，重链是多种多样的。同理，轻链也需要进行 V–J 重排，形成非常多样的轻链。进一步地，轻链和重链“随机”组装，构成可能的抗体。之所以给“随机”打引号是因为，或许并非所有基因片段都有等同的机会被选择，并非所有的重链和所有的轻链都能合得来。不过，尽管如此，连续的“随机”选择过程仍然为抗体多样性奠定了基础。

不过，特异性不光要求抗体能够结合该结合的抗原，还要求抗体不会结合不该结合的对象，后面这一点是通过 B 细胞的“阴性选择”实现的。

这个过程发生在 V 区基因重排完成、特定抗原受体得到表达之后，B 细胞需要经过筛选以便去除那些能够与自身抗原发生强烈反应的细胞——具有强烈自身反应性的未成熟淋巴细胞大多会在骨髓中因为克隆清除而凋亡。不过，在细胞死亡前，这些自身反应性 B 细胞仍然能够通过基因重排来挽救自己：如果新的抗原受体不能与自身抗原发生反应，那么它们就能像正常淋巴细胞一样继续发育成熟；如果新的抗原受体仍然具有强烈的自身反应性，那么它们仍然会遭到克隆清除。另一些自身反应性淋巴细胞与自身抗原只能发生较弱的结合，这时候，这些淋巴细胞往往会失活，成为无反应细胞——它们无法活化分泌抗体，寿命相对也比较短。通过清除与失活，机体就保证了淋巴细胞的自身耐受性，即不会识别不该识别的自身抗原。

小故事

1987 年 10 月，瑞典斯德哥尔摩卡洛林斯卡医学院宣布，诺贝尔生理学或医学奖授予在阐明免疫球蛋白多样性形成的遗传学原理方面做出贡献的日本生物学家利根川进。

在利根川进的研究之前，抗体多样性是困扰免疫学家的疑难问题。20 世纪 70 年代，利根川进在瑞士巴塞尔免疫学研究所采用分子杂交技术分别对胚胎期来源的 B 细胞和成熟 B 细胞的基因组进行分析，发现免疫球蛋白 V 区基因是由多个基因区域编码的，而且在胚系基因组（胚胎来源 B 细胞基因组）中，它们是相互分开的，但在成熟 B 细胞中是组合在一起的。这说明在 B 细胞发育成熟的过程中，这些基因发生重排而结合在一起，组成免疫球蛋白的 V 区基因。重链 V 区由 V、D、J 基因片段重组而成，轻链 V 区由 V、J 基因片段重组而成。V、D、J 基因片段数量有限，但能产生出无数结构不同的抗体。通过体细胞突变，V–D–J 的排列方式也不同；重链 V 区和轻链 V 区的配对进一步增加了多样性。

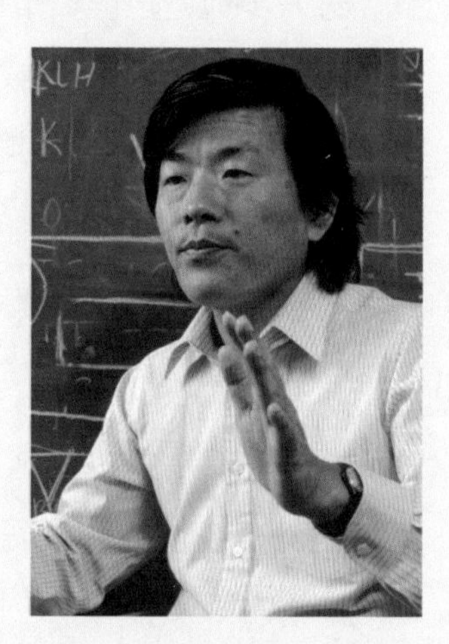

利根川进

在骨髓中发育成熟的初始 B 细胞将迁移到各个外周淋巴器官中。这时初始 B 细胞表面只能生产 IgM 和 IgG 这两种抗体，它们尚未接触过抗原。在外周淋巴器官中，这些初始 B 细胞受到抗原刺激后将发生活化、增殖，最终大部分 B 细胞将成为能分泌抗体的浆细胞，小部分 B 细胞将成为记忆细胞。

在这个过程中，B 细胞还将发生“类型转换”。前文说过，根据 C 区的差别，抗体被分为五大类：C 区对应的基因有多种“备选”，分别是 Cμ、Cδ、Cγ、Cα、Cε，与我们前面介绍的五种抗体对应。不过，C 区基因并不会发生像 V 区那样的基因重排。既然 C 区的主要功能是信号传导，势必需要具备相当的保守性才能确保信号传导功能的顺利进行。不过，仅有两种抗体还不够，其他三种抗体的形成需要经过“类型转换”来实现。

除 Cδ 基因外，其他 C 区基因片段前都带有某一特定的转换序列——S 序列，两个 S 序列能够相互连接，从而使所有的 C 区基因片段得到表达，如第 87 页图所示。

至此，我们看到：抗体基因经过复杂重排，展现出广泛的特异性；同时，通过类型转换，保证每一种特异性抗体都具有完备的信号传导功能。据粗略估计，人体抗体的种类可达 10^{10} ～ 10^{11} 种之多。

然而，只有当病原体出现在血液或细胞外液中时，才能接触到抗体。对于在胞内繁殖的病原体，抗体并不能进入这些部位，这时候就需要 T 淋巴细胞发挥作用。T 细胞能够识别机体内任何感染有病毒的细胞，是大多数获得性免疫应答的参与者。

T 细胞和抗体一样具有不同的类别，根据其表面 CD 分子的不同分为 CD4 T 细胞和 CD8 T 细胞。第 88 页上图示意性地绘出了 CD4 T 细胞和 CD8 T 细胞的差异。可以看到，CD8 T 细胞结合的是抗原和 MHC I

免疫球蛋白的类型转换

前文提到过，成熟的初始B细胞在受到刺激之后，需要进行类型转换才能实现完整的功能，而这个过程是在T细胞帮助下、在外周淋巴器官的生发中心完成的。生发中心是外周淋巴器官中大量产生B淋巴细胞的地方。其内侧为暗区，主要由体形较大的淋巴细胞组成；外侧为明区，含有较多的巨噬细胞、树突细胞和体形中等的淋巴细胞，最外侧则为即将分化形成的记忆B细胞和浆细胞。受到抗原刺激后，生发中心内的B细胞能够增殖形成中央母细胞，即暗区的组成细胞。随后中央母细胞增殖，经过筛选、类型转换，逐步分化形成记忆B细胞和浆细胞。生发中心中T细胞含量约占5%，这些T细胞通过接触B细胞和分泌细胞因子作用于B细胞，使B细胞发生类型转换。

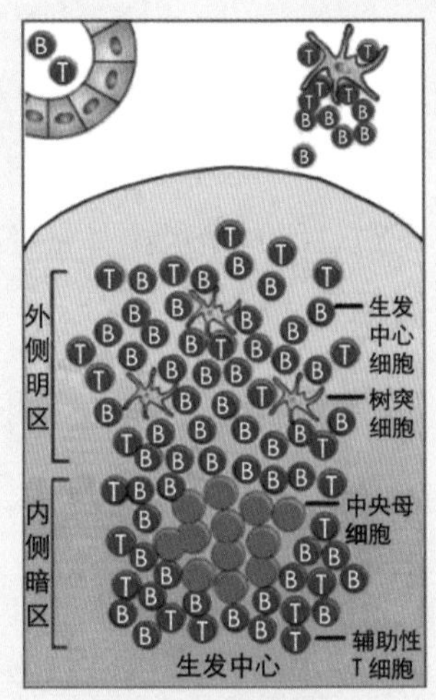

生发中心示意图

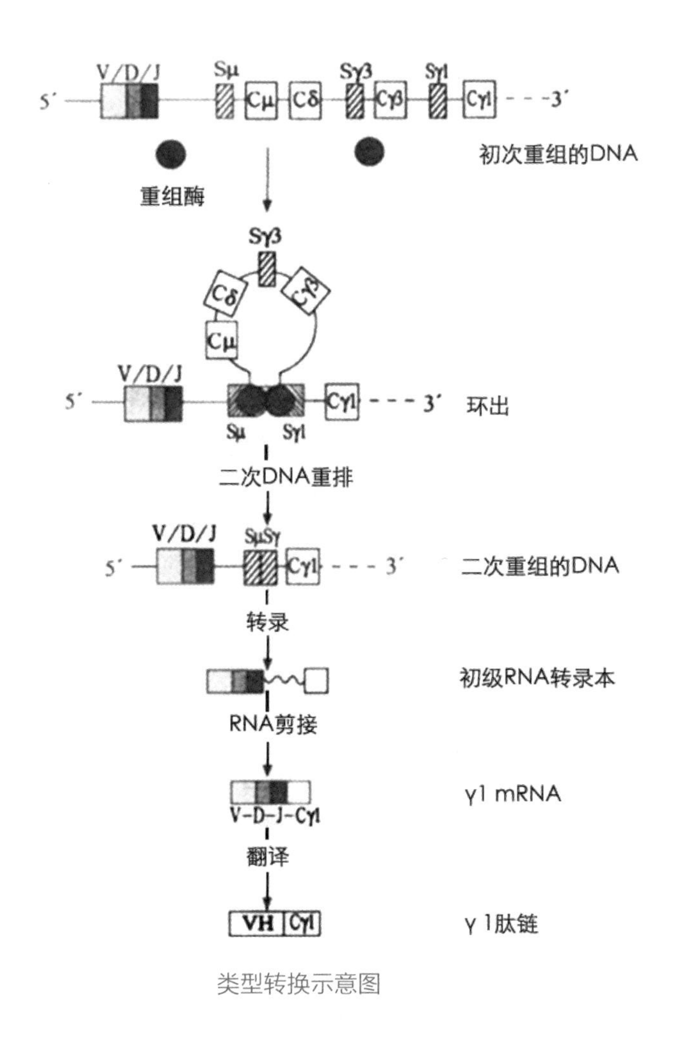

类型转换示意图

类分子，被称作细胞毒性 T 细胞（Tc），表现为细胞毒作用，又称杀伤性 T 细胞；而 CD4 T 细胞结合的是抗原和 MHC II 类分子，被称为辅助性 T 细胞（Th），具有免疫激活和免疫调节作用。

其中，TCR 分子是在 T 细胞表面表达的受体分子，同 B 细胞分泌的抗体一样，它具备抗原结合功能，在结构上也与抗体具有某种程度的相似。

TCR 分子同样由可变区 V 区和恒定区 C 区构成，并且分别分布在两条肽链上，我们将其命名为 Vβ 、Vα 以及 Cβ 、Cα 。绝大多数 TCR 分

子由 α 链与 β 链组成，表面具有这类 TCR 分子的 T 细胞被称为 α βT 细胞，是主要的 T 细胞类群；另外一些 TCR 分子则由 γ 链和 δ 链组成，表面具有这类 TCR 分子的 T 细胞被称为 γ δT 细胞类群，仅占外周血 T 细胞的 2% ～ 5%。在这里，我们主要讨论前一种 T 细胞。可以想见，其 V 区势必具有广泛的多样性，能够结合多种抗原肽，而这种多样性也同样来自 T 细胞的发育过程。

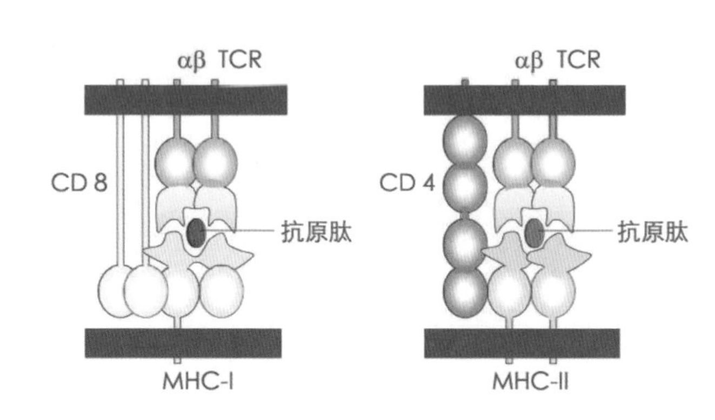

两种 T 细胞示意图

T 细胞和 B 细胞一样来自骨髓的造血干细胞。不过，与 B 细胞不同，T 细胞的分化、成熟主要在胸腺中完成，因此我们也将它们称为胸腺依赖性淋巴细胞。胸腺位于胸腔前上方，是紧贴心脏上方的器官，包含很多小叶，每一个小叶都分为外部的皮质区和内部的髓质区。

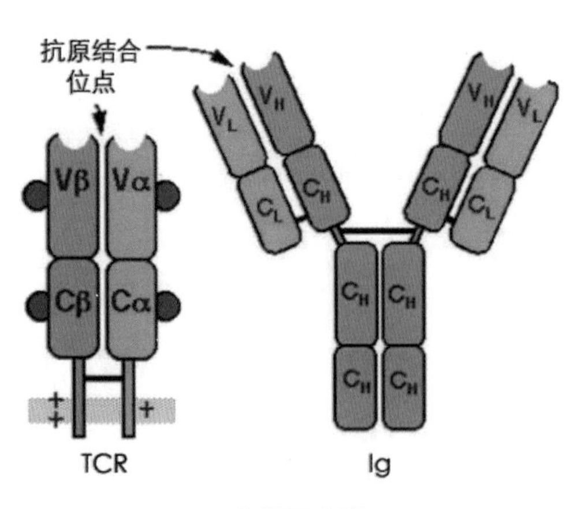

TCR 分子示意图

处于不同发育阶段的 T 细胞会分布在胸腺的不同位置。大量正在发育中的 T 细胞前体镶嵌在胸腺基质细胞中，未成熟的胸腺细胞和一些零散的巨噬细胞位于皮质区，而较为成熟的胸腺细胞则位于髓质区。

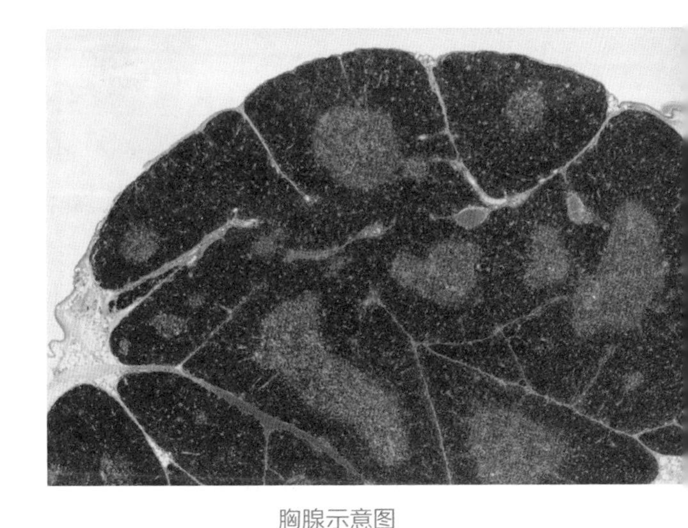

胸腺示意图

图中每一块紫色区域都是一个胸腺小叶，较浅的中心部分为髓质区，较深的外周部分为皮质区。

来自骨髓的祖细胞刚刚进入胸腺时，还没有表现出 T 细胞的绝大部分分子特征，如果此时将这些祖细胞注射进入外周淋巴循环，它们甚至能产生 B 细胞和 NK 细胞。只有在胸腺基质细胞的辅助下，祖细胞才会进入 T 细胞专有的分化通路。不过，最开始的胸腺细胞并没有表达出成熟 T 细胞的标志性分子 CD4 和 CD8，它们被称为双阴性胸腺细胞。

同抗体一样，TCR 在发育过程中也需要进行一系列基因片段重排，每个 T 细胞表达的受体都必须具有专一的特异性。TCRα、TCRβ、TCRγ 和 TCRδ 分别对应 TCRA、TCRB、TCRG 和 TCRD 基因。同样，我们也发现 V 区基因可以分为 V、D、J 片段，不过有一点不同——并非所有 TCR 基因都拥有这三种片段。例如，TCRα 对应的 TCRA 基因中只有 V、J 片段，而 TCRβ 对应的 TCRB 基因中则有 V、D、J 片段。

一个 T 细胞的前体有两种可能的发育途径，4 个 T 细胞受体的基因位点 γ、δ、α、β 重排能够使细胞携带 γδ 受体或 αβ 受体。在个体发育早期或许是 γδT 细胞占据优势地位，但出生后，90% 以上的胸腺细胞都会发育成 αβT 细胞。其中的机理人们还不清楚，我们甚至尚不知道这些 γδT 细胞的主要功能。

淋巴循环

大家都熟悉血液循环，事实上，人体中还存在另一种非常重要的体液循环——淋巴循环。人体全身广泛分布着淋巴管和淋巴结等淋巴器官，毛细血管中的血浆滤过血管壁，形成组织间液，组织间液进入毛细淋巴管形成淋巴液。毛细淋巴管中的淋巴液逐步汇集，朝一个方向前行，最后进入左右锁骨下静脉，构成淋巴循环。

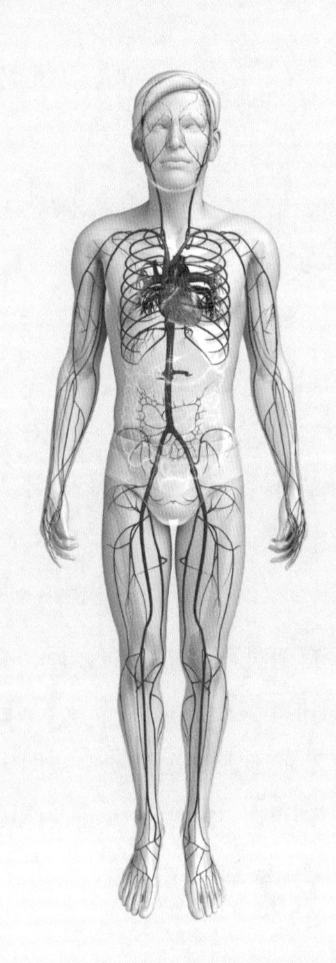

目前可以知道的是，这些细胞在进行 γ 和 δ 基因重排之前会首先进行 β 链基因的重排，从而产生功能性的 β 链以及前 TCR 分子。这样的受体能够向发育中的细胞传递信号，使其增殖、表达 CD4 和 CD8，同时进行 α 链基因的重排。

上文提到过，最开始的胸腺细胞是双阴性细胞——既没有表达 CD4，也没有表达 CD8。而在基因重排阶段，胸腺细胞既能够表达 CD4，又能够表达 CD8，成了双阳性细胞。与此同时，T 细胞也和 B 细胞一样，需要通过严格的筛选来确保 T 细胞具备恰当的功能，在这个阶段，双阳性胸腺细胞就需要接受阳性选择。

第一步，筛选出能够识别 MHC 分子的胸腺细胞。胸腺皮质内某些细胞表达 MHC 分子或者肽 –MHC 分子复合体，这时只有很少一部分胸腺细胞能识别自身 MHC 分子，这些双阳性细胞继续发育成熟，而其余的胸腺细胞则在几天内死去。第二步，根据双阳性细胞结合的 MHC 分子类型，这些细胞区分为 CD8 T 细胞和 CD4 T 细胞。如果双阳性细胞的 CD8 分子与 MHC I 类分子结合，那么它就会中止 CD4 分子的表达，成为单阳性的 CD8 T 细胞；同理，与 MHC II 类分子结合的双阳性细胞则成为单阳性的 CD4 T 细胞。

其中，TCR α 链基因的重排将持续至细胞通过阳性选择成为成熟的单阳性 α β T 细胞。T 细胞一个阶段一个阶段地组装，完成受体基因表达，并且在每个阶段结束时都需要检测是否进行了正确的组装。能够顺利产生相应肽链的重排就叫作生产性重排；一旦完成生产性重排，受体基因就会得到表达，进一步推动细胞的发育。最后，相应的基因位点关闭，停止重排。

与此同时，T 细胞还需要通过阴性选择确保不识别自身抗原。这是通过 MHC 分子提呈自身抗原实现的，能够识别自身抗原的 T 细胞将会凋亡。

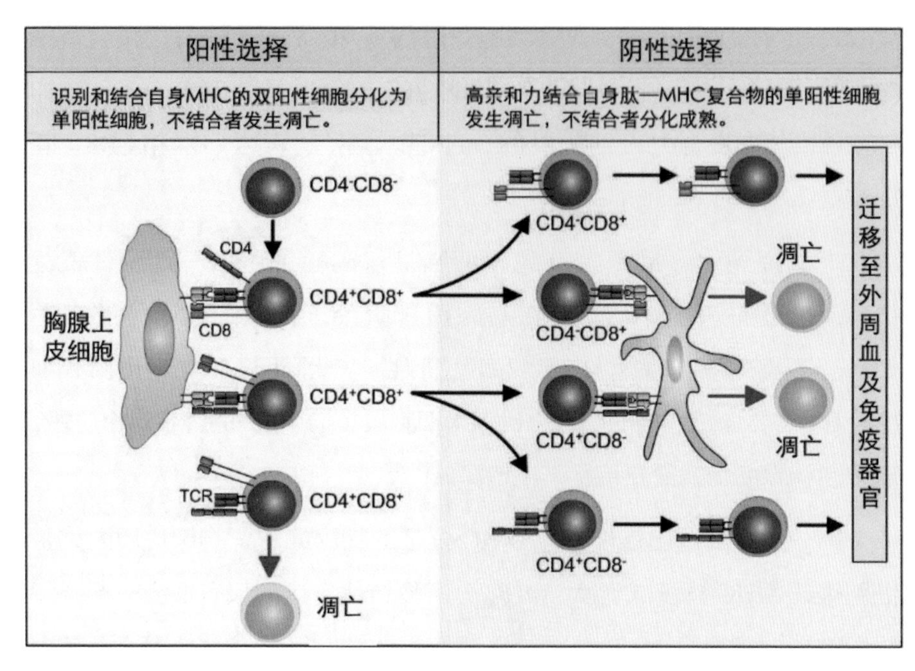

胸腺细胞的筛选

此后，通过阳性和阴性选择的 T 细胞将不会再通过别的方式进一步扩大多样性。有些解释认为，我们可以从淋巴细胞功能上来理解 T 细胞需要同时结合 MHC 分子与 MHC 分子和抗原多肽形成的复合物才能发挥功能；如果发生突变，则很可能造成识别能力、应答能力的丧失。

说到这里，有些读者可能会提出这样的问题：难道 MHC 分子能够确保提呈足够多的自身抗原？如果不能的话，如何确保 T 细胞具备可靠的自身耐受性？显然，光靠胸腺内的 MHC 分子提呈抗原是不够的，有些具备特殊功能的蛋白并不会在胸腺中表达，例如胰岛素等，而 T 细胞对这些特殊蛋白的耐受是在后续的分化、增殖中实现的。

初始 T 细胞穿过一种特殊的组织——高内皮细胞微静脉血管壁进入淋巴组织。一般来说，其他血管的内皮细胞是扁平的；而在高内皮细胞微静脉中，内皮细胞几乎呈立方形，因此得名。高内皮细胞微静脉

T细胞的MHC限制性

1996年，澳大利亚科学家彼得·多尔蒂和瑞士科学家罗夫·辛克纳吉因提出关于MHC分子作用的理论而获得诺贝尔生理学或医学奖。

在多尔蒂和辛克纳吉的实验被报道之前，研究者已经知道MHC分子在免疫反应中地位重要，但没有人能说清楚它们是如何起作用的。多尔蒂和辛克纳吉提出了一个非常可靠的理论。他们证明，杀伤性T细胞要杀死被感染的细胞，首先必须同时识别病毒蛋白片段和细胞上的MHC分子。

免疫学研究中常用小鼠作为实验对象。实验小鼠有不同的品系，不同的品系表达不同的MHC分子。在实验中，多尔蒂和辛克纳吉首先用病毒x感染品系a实验小鼠，结果在感染小鼠中免疫细胞被激活，能够识别并杀死被病毒x感染的细胞。接着，他们把感染小鼠的免疫细胞分离出来，与来源于品系a小鼠并被病毒x感染的细胞共培养。他们发现，被感染的细胞被杀死，但免疫细胞并不能杀死来源于品系b小鼠并被病毒x感染的细胞，也不能杀死品系a小鼠未被感染或者被另一种病毒y感染的细胞。这个实验表明，免疫细胞需同时识别MHC分子和来源于病毒的抗原才能杀死病毒感染的细胞。这种特性被称作T细胞的MHC限制性。

是淋巴细胞从血液进入淋巴组织的通路，这种微静脉广泛分布于淋巴组织中。通过高内皮细胞微静脉后，初始 T 细胞将在淋巴组织中与成千上万的抗原提呈细胞接触。

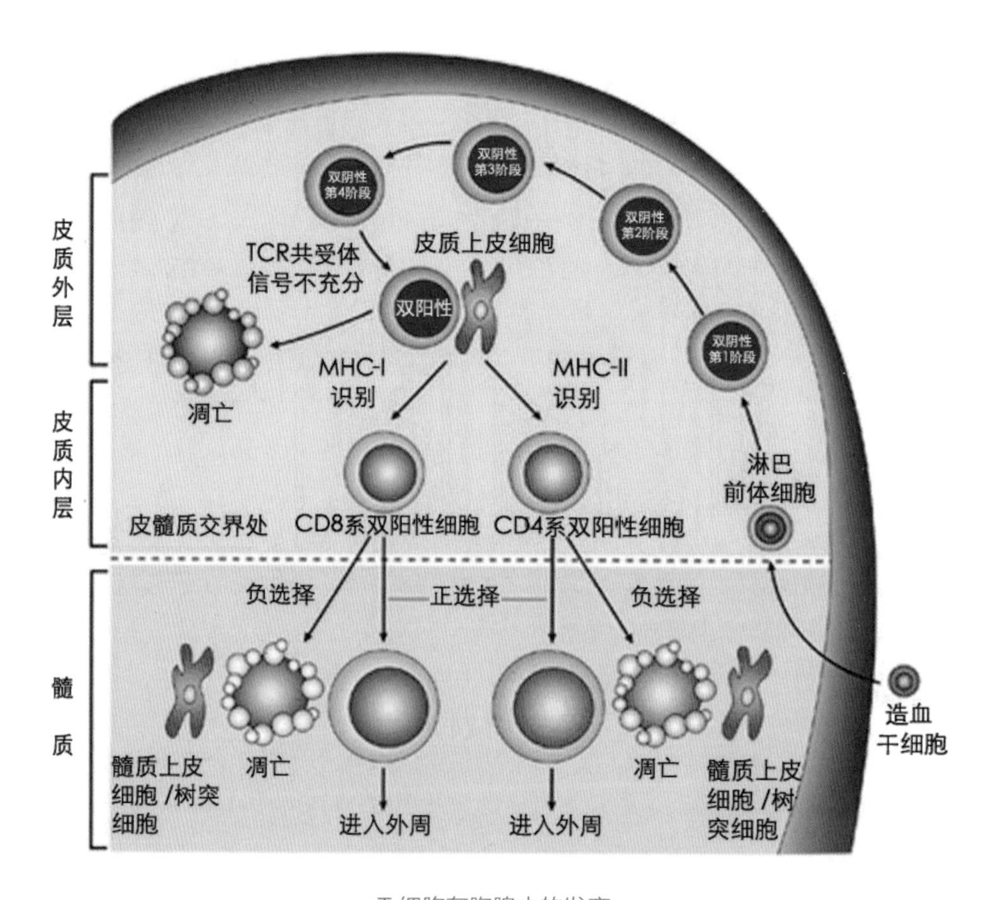

T 细胞在胸腺中的发育

有若干种抗原提呈细胞能够启动 T 细胞应答。一种是树突细胞，它能将广泛的抗原呈递给初始 T 细胞；一种是巨噬细胞，它能摄取病原体，并激活对抗病原体的 T 细胞应答；还有一种是 B 细胞，它能通过表面受体结合特异性抗原呈递抗原片段。通过接触，初始 T 细胞能够识别抗原提呈细胞表面的肽 –MHC 复合物，这一方面能够加强 T 细胞对自身

MHC 识别的阳性选择，另一方面能有很多机会接触到来自任何感染部位的抗原肽。没有遇到相应抗原的 T 细胞会抵达淋巴结髓质区，随淋巴液重新回到血液，去往别的淋巴器官。而如果 T 细胞识别到了相应抗原，就会停止迁移，在其他协同刺激信号的“确认”下开始分化。

协同刺激信号同样非常重要：如果没有协同刺激信号，那么初始 T 细胞在识别抗原之后会因无法活化进入无反应状态，它们将无法增殖并分化为效应 T 细胞。前文我们提到过，T 细胞在胸腺中需要经过阴性选择，但并非所有自身肽都会表达在胸腺中。这里，我们就可以看到，如果 T 细胞识别的是自身组织产生的肽，那么由于组织细胞上缺乏协同刺激活性，这些识别了自身肽的 T 细胞只能进入无反应状态，从而进一步确保了淋巴细胞的自身耐受性。

T 细胞一旦被活化，就会迅速进入细胞周期 *。

活化过程需要一个非常重要的分子——白细胞介素 2（IL-2）。活化 T 细胞自身能产生 IL-2 以诱导细胞分裂。高亲和力的 IL-2 受体由 α、β 和 γ 链组成，静止 T 细胞的 IL-2 受体由 β 和 γ 链组成，静止 T 细胞与 IL-2 的亲和力只有中等水平——只有当 IL-2 浓度很高时，静止 T 细胞才能产生应答。如果存在必要的协同刺激信号，那么静止 T 细胞在初次接触特异性抗原时即能合成 IL-2，并表达 IL-2 受体 α 链，形成高亲和力的 IL-2 受体。IL-2 与高亲和力的 IL-2 受体结合之后就能启动细胞进入细胞周期。进入细胞周期的 T 细胞一天分裂 2 ～ 3 次，持续分裂数天，就能得到大量携带有相同抗原受体的子代细胞。因此，能否产生 IL-2 在 T 细胞增殖并成为致敏效应 T 细胞的过程中起着至关重要的作用。为了抑制移植排斥之类不受欢迎的免疫反应，人们广泛使用根据这个原理制

* 指细胞从一次分裂完成到下一次分裂完成所经过的过程。

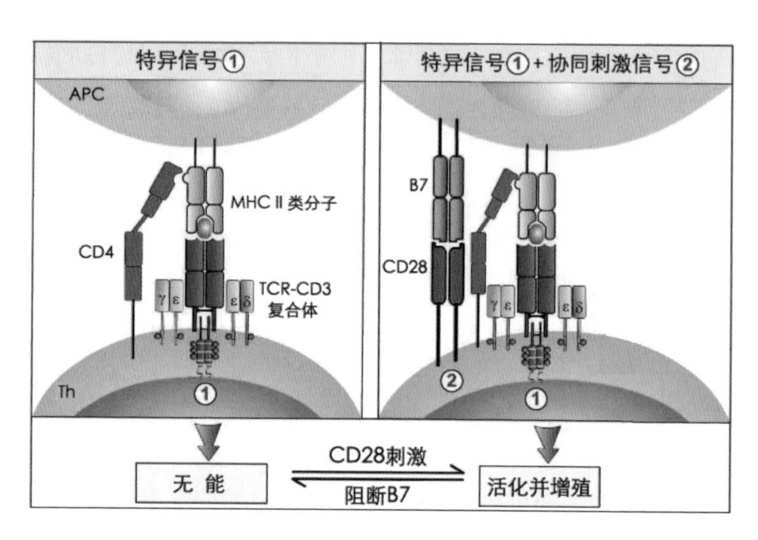

T 细胞的协同刺激信号

第一信号：T 细胞上的 TCR 识别抗原提呈细胞上的肽 –MHC 复合物，同时 T 细胞上的 CD4 或者 CD8 识别 MHC-II 或者 MHC-I 的保守区。给予 T 细胞第一信号，即激活信号。

第二信号：T 细胞上的 CD28 识别抗原提呈细胞上的 CD80 和 CD86，给予 T 细胞第二信号，即共刺激信号（即协同刺激）。

第三信号：抗原提呈细胞分泌不同的细胞因子，从而促进 T 细胞向不同亚型进行分化。

初始 T 细胞如果只有第二信号，那么该 T 细胞不被活化。

初始 T 细胞如果只有第一信号，那么该 T 细胞被无能化。

被无能化的 T 细胞，即使重新给予合适的第一和第二信号，也不能被活化。

成的免疫抑制剂——通过阻断信号通路抑制 IL-2 的产生，从而阻止 IL-2 诱导的 T 细胞克隆增殖。初始 T 细胞成为效应 T 细胞需要几天的时间。分化结束后，效应 T 细胞会迁移至感染部位。

高效性：淋巴细胞迅速增殖的策略

我们以 T 细胞为例来说明获得性免疫的高效性。高效性的一个重要表现是淋巴细胞能够在需要的时候迅速增殖，产生足量具有某种特异性的淋巴细胞。

大约在 100 年前，德国生物化学家奥托·瓦尔堡（1883 ～ 1970）发现，人体内癌细胞使用的代谢方式与正常细胞大大不同。高等生物健康细胞的主要代谢方式是氧化磷酸化，也就是说，各种有机物在有氧条件下逐步氧化分解，释放能量，促使合成 ATP。ATP 是一种不稳定的分子，能够进一步分解释放出大量能量。正常情况下，人体的大部分能量来自 ATP。不过，在地球形成之初没有那么多氧气的条件下，古老生物使用另一种被称为糖酵解的方式获取能量。这种情况下，糖并不能彻底分解为水和二氧化碳，而是还原为丙酮酸。这种代谢方式也同样广泛存在于高等动物体内——我们剧烈运动后感觉肌肉酸痛，即源于糖酵解。

癌细胞的特别之处在于，即便是有氧环境，它也会选择使用糖酵解的方式获取能量。和氧化磷酸化相比，这种方式产生 ATP 的效率并不高，但能够产生多种生物合成所必需的前体，从而促使癌细胞快速生长、增殖。

相似地，淋巴细胞在受激之后，同样需要迅速增殖以便产生足够有效的免疫应答。那么，淋巴细胞是否也会采用糖酵解这种更加利于增殖的代谢方式呢？事实正是如此。人们发现，效应 T 细胞的活化伴随葡萄糖摄入、糖酵解、脂肪合成的增加，而这些正是支持细胞生长和增殖所必需的。那么，不仅仅抗原、信号分子能够干预淋巴细胞的活性，细胞代谢同样能够在免疫应答中起到相当大的作用。

可以通过实验来证明这一点。有一种葡萄糖转运子 Glut1 能辅助细胞摄取葡萄糖进行糖酵解。如果采用基因工程的手段，令 T 细胞过表达 Glut1，我们发现，这些 T 细胞的个子会比正常 T 细胞大，它们的活化似乎不太需要共同刺激因子的作用，而且表面活化标记分子的表达量有所增加，产生的细胞因子也比正常 T 细胞多，这类细胞增殖速率更快、存活时间也更长。

同时，活化的 T 细胞还高度依赖氨基酸。氨基酸一方面为蛋白质合成提供原料，另一方面也为细胞活动提供能量。例如，T 细胞通常需要大量的精氨酸来维持正常功能，如果周围细胞表达相当量的精氨酸水解酶，那么 T 细胞的活性就会受到抑制，某些肿瘤会利用这一点抑制机体的免疫功能。

机体的营养情况同样能够改变免疫应答。有研究报道，肥胖症患者常常受到轻度炎症的困扰，更容易患上各种炎症性疾病：因为在富含脂肪的环境下，免疫细胞常常能够分泌更多的炎性因子，从而导致炎症加重或者迁延不愈。相反，如果出现极度营养不良的情况（如神经性厌食症患者），CD4 T 细胞数量就会非常少，造成免疫功能低下。不过关于这方面的研究还有待进一步验证。

到这里，我们可以看到，影响淋巴细胞活性的不仅仅有免疫本身，还有机体的营养水平和相关的代谢因子。既然代谢方式的改变能够促进淋巴细胞的增殖，那么，抗原清除后，这些特异性靶向某种抗原的 T 细胞又是如何消亡以维持机体淋巴细胞的平衡呢？

可能的解释是，抗原、炎症性细胞因子水平的下降导致生长因子水平发生下降，而生长因子水平的下降又会导致葡萄糖转运子、氨基酸转运子等关键分子的表达量下降。失去足够的营养物质之后，淋巴细胞停止生长，转而通过消化自身细胞器、细胞膜获取能量，而另一些淋巴细胞则可能在缺乏营养的情况下凋亡。

记忆性：吃一堑长一智

抗原清除之后，大多数淋巴细胞会以各种途径发生凋亡或者自噬，但是有那么一些淋巴细胞会存留下来，成为免疫记忆的载体。在经过一次感染后，这些记忆淋巴细胞能够为人体提供长达一生的保护。

事实上，在大多数时候，记忆 T 细胞可能是人体中数量最多的 T 细胞。人体的 T 细胞只有大约 2.5% 为循环 T 细胞，绝大多数 T 细胞定居在组织中。黏膜、皮肤、脾脏以及骨髓中的 T 细胞主要由记忆 T 细胞构成，小肠、肺等部位也多有记忆 T 细胞存在。婴儿刚出生时，小肠中就有大约 20% 的 T 细胞表现为具有记忆特征的 T 细胞。可以想象，随着一个人成长过程中接触到的抗原越来越多，小肠中记忆 T 细胞的比例可能还会进一步升高。这些记忆 T 细胞平时就以静息状态停留在人体组织中。

在淋巴细胞初次接触抗原过后约一个月，通常会产生记忆 B 细胞，记忆 B 细胞的生存期远远长于一般的 B 细胞，并且能够和初始 B 细胞一起参与外周循环。如果遇到当初致敏的抗原，它们就能够在 T 细胞的协助下，迅速分化形成浆细胞、大量分泌特异性的抗体。

免疫记忆带给人们的最大好处恐怕就是根据这个原理制成的疫苗。

很多高致死率、高传染性的疾病就因为疫苗的广泛使用而销声匿迹，本书开篇部分提到的天花就是一个著名的例子。显然，疫苗要想有效，就得尽可能接近天然的入侵者，这样人体免疫系统才会将其视为真正的危险信号，从而产生有效的免疫应答和免疫记忆。现在广为使用的疫苗大多为灭活疫苗或减毒疫苗，前者为没有生命活性但携带有标志性分子的病原体，后者则是复制能力不太强的活病原体。两者都有各自的缺点：前者常常不够有效；后者虽然具有相当的作用，但具有可复制能力，常常会因此产生一些副作用，严重时甚至能够致死。

既然记忆 T 细胞能够在二次感染时迅速建立高效的免疫应答，那么我们能否利用一些特殊的蛋白基团诱导 T 细胞产生应答，并建立起相关的免疫记忆呢？尤其是，当我们需要对付的病原体比较特殊时，比如疟原虫。疟原虫是一种单细胞的寄生性生物，感染人体后在红细胞中生长、发育和繁殖，主要通过蚊虫叮咬传播，感染人体后会造成疟疾发作。疟疾发作不仅会破坏红细胞，还可造成贫血等症状。要预防这种由疟原虫引起的疾病，使用寄生虫的尸体或者“半死”的寄生虫进行免疫显然是行不通的，所以很长时间内没有有效的疫苗能够对抗疟疾。1973 年，有人设计出了第一种有效的疟疾疫苗。不幸的是，这种疫苗需要使用几千只感染了疟原虫并经过辐射杀死的蚊子的吻部，几乎不可能实现量产。

下页图显示了疟原虫的生长阶段，疟原虫复杂的生活史其实为人体提供了许多启动免疫应答的机会。比如，人体被感染疟原虫的蚊子叮咬后，首先接触到的是疟原虫的外表，使用疟原虫体表一种可引起免疫应答的蛋白 CSP，提取其中的重复域（R）和 T 细胞表位区域与乙肝表面抗原融合，构建成一种新的蛋白微粒，这种蛋白微粒能够促使机体产生 R 抗体，从而在疟原虫侵犯肝细胞之前就将其杀死。

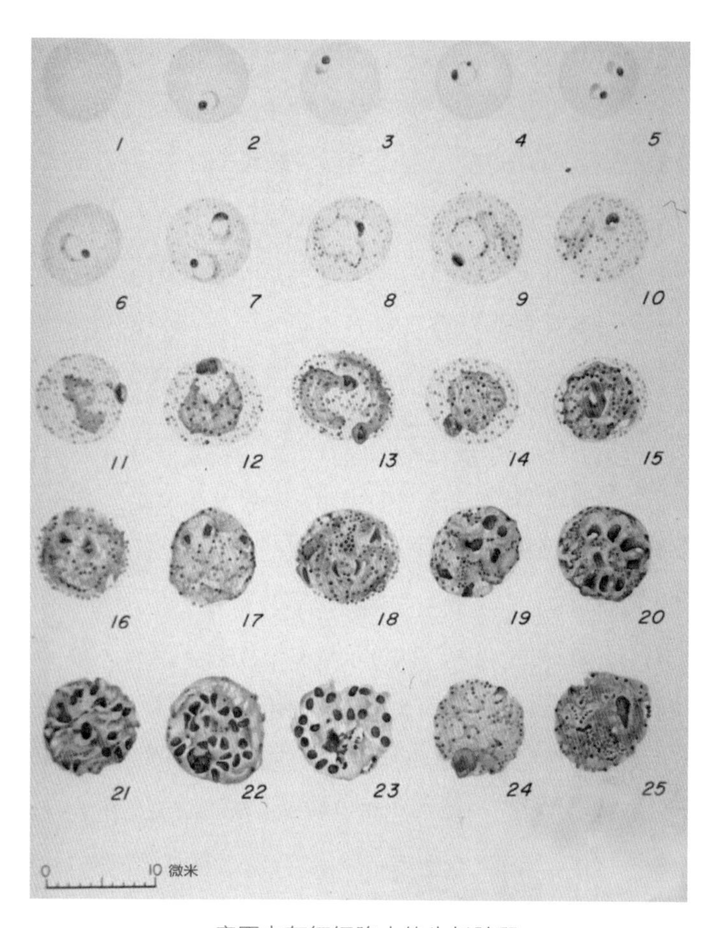

疟原虫在红细胞中的生长阶段

1 是正常的红细胞。2 ～ 18 是疟原虫在红细胞中摄食发育的阶段，被称为滋养体。19 ～ 25 则显示了疟原虫发育成熟后核开始分裂的阶段，被称为裂殖体。

除此之外，疫苗早已突破了一般传染性疾病的藩篱，甚至可以用来预防、治疗癌症的发生。

单克隆抗体*的故事

抗体在疾病诊断和防治中发挥着重要的作用，例如可以用于检测各种抗原。早期人们利用天然抗原制备的抗体是多种抗体的混合物，被称为多克隆抗体，虽然结合力较强，但批次间差异较大，并且在治疗时会因异源性导致过敏，人类迫切需要高度均一的抗体——单克隆抗体。

现在，我们回过头来说说抗体研究的故事。人们很早就知道，人体内存在能够对抗疾病的抗体，例如急性呼吸道传染病白喉的抗体。1901 年，德国医学家、细菌学家和血清学家埃米尔·阿道夫·冯·贝林（1854 ～ 1917）因在血清疗法和被动免疫方面，尤其是在白喉治疗方面，做出巨大贡献而获得首届诺贝尔生理学或医学奖。1890 年，他和他的同事们发现，当向动物体内小剂量注射破伤风或白喉致病菌时，可诱发机体产生某些化学物质（抗毒素）。抗毒素存在于血液中，能中和上述微生物产生的致病毒素。不仅如此，将包含抗毒素的血液转移到其他动物体内，可保护后者不被同一致病菌感染。此后他发现，白喉患儿在注射含有白喉抗毒素的血清后病症减轻。这一过程被称为“被动免疫”，即某一个体的免

* 指由单一 B 细胞产生的、只识别抗原分子某一特定抗原表位的特异性抗体。

曾经的恐怖疾病——白喉

白喉是由白喉杆菌引起的一种呼吸道传染病，临床表现为低烧，咽炎，咽、喉、鼻等处出现不易剥脱的白色假膜，吞咽困难等等。白喉是一种严重的疾病，在低龄儿童中致死率可达 20%；并且具有很强的传染性，18 世纪暴发大规模流行时，曾导致大面积欧洲地区的儿童死亡。1925 年，为拯救美国小城诺姆感染白喉的患者，大约 150 条雪橇犬拉着救命的抗白喉血清，采用接力方式，横跨阿拉斯加州，穿越一千多公里的征程，耗时五天半，将血清送到诺姆和周围城市，将一场瘟疫扼杀在摇篮里。在这之后不久，航空运输替代古老的雪橇犬，成为快速救援的重要力量。不过，这次伟大的接力以雪橇犬比赛的形式留存在人们的记忆之中。

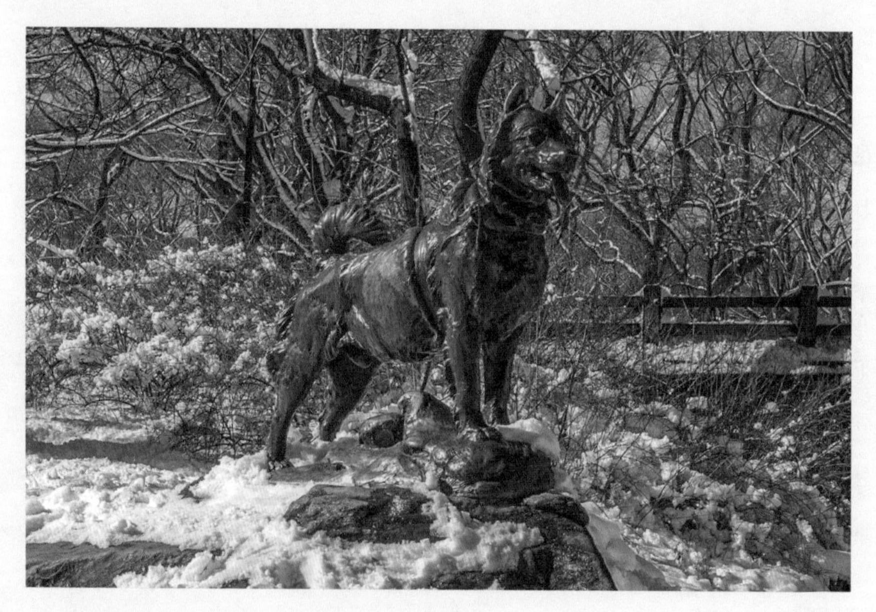

雪橇犬雕像

纽约中央公园中的雪橇犬雕像。它代表了所有在运送血清接力中为人类健康做出杰出贡献的雪橇犬。

疫系统通过接受另一个体提供的抗毒素产生防御病原体的免疫机制。1892年，白喉抗毒素得以批量生产，注射白喉抗毒素成为治疗白喉的常规手段。

抗毒素其实就是能够中和特定毒素的抗体。虽然人们早已知道抗体的存在，却一直不太明白如此多样的抗体是怎么产生的，直到20世纪50年代，人们还在为抗体的产生方式争论不休。

这时候，丹麦免疫学家尼尔斯·卡伊·热尔纳（1911～1994）提出了关于抗体形成的“自然选择学说”。他认为，抗原并不能够指导抗体的形成，相反，抗体预先存在于血清中，是由抗原筛选出来的。后来，澳大利亚微生物学家弗兰克·麦克法兰·伯内特（1899～1985）将热尔纳的假说进一步完善，提出“克隆选择学说”，指出抗体是一种细胞受体，抗原进入人体后，能结合并激活相应的特异性抗体，使其扩增并产生大量相应的抗体。伯内特的理论后来得到证实。基于“自然选择学说”，热尔纳相信，研究抗体需要从抗体所对应的基因入手。因此，热尔纳大力支持日本学者利根川进的研究，促成后者因发现抗体多样性产生的遗传学原理而获得1987年的诺贝尔奖。

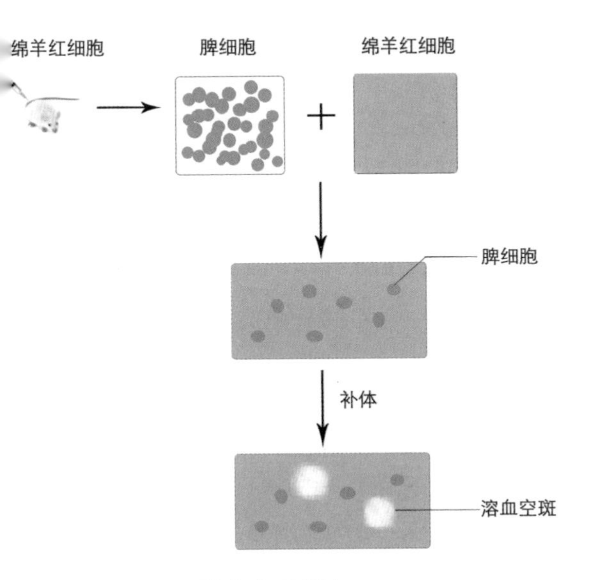

溶血空斑实验

不过，热尔纳的贡献远不止此，他还发明了所谓的“溶血空斑法”。利用这种方法，人们可以凭借肉眼观察到生成某类抗体的B细胞的数量。最简单的溶血空斑实验是这样的：取绵羊红细胞免疫的小鼠脾细胞制成细胞悬液，然后加入附着在凝胶上的绵羊红细胞，如果B细胞能够释放溶血性抗体，那么该细胞周围的绵羊红细胞就会发生溶解，形成可见的空斑。通过统计空斑的数量，就能够知道释放相应抗体的淋巴细胞的数目。这项技术正是克勒后来实验成功的重要基础。

不过，在介绍1984年诺贝尔奖获得者克勒之前，我们得先介绍一下出生于阿根廷的免疫学家米尔斯坦。有趣的是，这位免疫学家所信奉的宗旨与热尔纳不一样：他认为，要想研究抗体多样性的原因，当然应该先确定不同抗体的化学结构。为了测定化学结构，首要目标是要得到足够多的抗体。米尔斯坦试图使用转化后的B细胞进行实验。他希望由融合骨髓瘤细胞和骨髓瘤细胞得到的融合细胞能够产生分泌不同抗体的杂交细胞，但不幸的是，这些细胞似乎只能产生没有什么特异性的类似抗体的分子。米尔斯坦又希望能够得到骨髓瘤细胞与体细胞的融合细胞，但实验一次又一次失败了。不过，米尔斯坦毕竟从中累积了大量制备融合细胞的经验和技术。20世纪70年代，米尔斯坦来到巴泽尔研究所进行演讲，这次演讲完全改变了克勒的科研生涯。

当时克勒正忙于研究如何能够通过培养人类B细胞得到足够多的抗体。他说："我当时正在研究抗体（基因）重链和轻链的可变区、恒定区是如何产生抗体特异性的。"克勒想到了使用融合B细胞，因为正常B细胞有可能针对已知抗原产生抗体，而米尔斯坦的骨髓瘤细胞却能无限传代，将两者融合，就能得到"不死"的融合B细胞。1973年，克勒来到米尔斯坦的实验室进行博士后工作。在这里，米尔斯坦和同事们已经为制备融合细胞奠定了坚实的技术基础。克勒首先使用羊红细胞作为抗原对小鼠进行免疫，接着，采集小鼠的脾细胞（由活化的B细胞组成），并使之与已有的骨髓瘤细胞系融合。利用热尔纳的溶血空斑法，克勒检测到了分泌羊红细胞特异性抗体的杂交瘤细胞（B 细胞 – 骨髓瘤杂交细胞）。这样，克勒得到了一批能够持续分泌单一抗体的 B 细胞，现在我们将这些抗体称为“单克隆抗体”。不过，这个过程并非一帆风顺，事实上在很长一段时间内，克勒曾试图使用人体细胞进行融合实验，结果毫无进展，最后才不得不使用小鼠细胞。

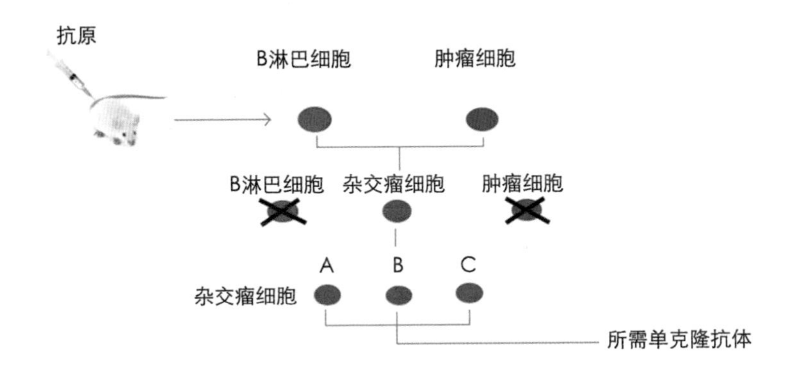

典型的单克隆抗体制备流程图

给予小鼠抗原刺激，获得 B 淋巴细胞。将 B 淋巴细胞与肿瘤细胞融合，筛选出成功融合的杂交瘤细胞，即能从中得到我们所需要的分泌某种单克隆抗体的杂交瘤细胞。

1976 年，克勒返回巴泽尔研究所。当时，利根川进或许是世界上公认的最权威的免疫学家，他证实了抗体多样性来自于体细胞重排。相比之下，克勒的实验结果并不太引人注目，就连克勒自己都没觉得这是多么重要的进展。当时，克勒和自己的好友一起来到伊斯坦布尔散心。在美丽的河流上，克勒忽然说：“我简直想在这里度过余生了，如果有一份大学教职的话……不过这样，我得弄个直升机上下班。”“那你得得个诺贝尔奖才行。不过，我想利根川进才会得奖。”克勒的朋友回答。然而，后来的事实证明，他们都猜错了。克勒 1984 年就得到了诺贝尔奖，比利根川进还要早。

土耳其之旅之后又过了几年，克勒的生活日渐窘迫，他不得不去寻求热尔纳的帮助。然而，热尔纳的回答却是：“你怎么回事？难道你对科学不感兴趣了吗？”碰了壁的克勒不得不开始着手找其他工作。他确实得到了一些工作机会，然而克勒却没有办法适应这些工作：“我不能失去自由，一秒钟都不能。”最后，克勒差点儿要去荷兰红十字会血液中心工作了，正在这时，他的研究成果被人们重新发现，展现出了重要价值。

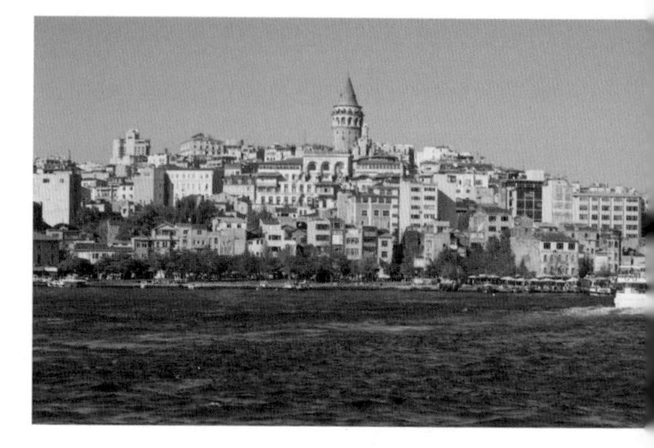

伊斯坦布尔的河流

1984 年，热尔纳、米尔斯坦和克勒因“抗体特异性生成以及免疫系统调控理论、单克隆抗体生产技术”而共同分享了诺贝尔生理学或医学奖。其实这三位科学家一开始并没有将目标设立为“单克隆抗体生产”，他们本想解决的是，纠缠免疫学界长达百年的谜团——免疫系统是如何应对无法预测的“入侵者”的。没有热尔纳，就没有抗体多样性理论；没有米尔斯坦，就没有如此成熟的杂交瘤技术；而克勒的出现刚好将这两个貌似没有什么关系的成果联合在一起，得到了他想要的单克隆抗体。

事实上，即便是单克隆抗体本身，其应用也远远超出了当时科学家的料想。现在，成百上千的生物技术公司已经能够生产出不同的单克隆抗体供生物研究使用，很多疾病的诊治也因为单克隆抗体的批量生产而得以快速、准确地进行。可惜的是，克勒早在 1995 年就与世长辞，当时单克隆抗体的市场价值也就几百万美元，而到 2002 年，这个数字或许有好几十亿。或许科学的迷人之处就在这里：你不知道自己即将挖出什么样的宝藏，你也不知道一段暗无天日的时光之后会迎来什么样的光明。

Chapter 6

免疫与癌症

本书第一作者秦志海（以下简称我）是1977年恢复高考后的第一批大学生，毕业后有幸走出国门，在德国柏林自由大学取得医学博士学位，随后在德国MDC分子医学中心从事科研工作，2000年获得柏林自由大学终身研究员职位。2003年，SARS（非典型肺炎，简称非典）流行，国人惶恐，作为免疫学工作者，我按捺不住回国普及免疫学知识的冲动，来到中国科学院生物物理所带领一群年轻人从事肿瘤免疫病理方面的科研工作。肿瘤免疫学是利用免疫学原理和方法研究肿瘤的发病机制、预防、诊断和治疗的科学，属于免疫学中一个比较热门的分支。目前科学家们已经获得了很多实验数据，知道免疫系统如何应对肿瘤，而肿瘤又是如何影响免疫系统的。

肿瘤分良性肿瘤和恶性肿瘤。良性肿瘤一般生长速度较慢，肿块用手触摸可动，质地相对较软，与正常组织界线清楚。手术切除后，基本不复发、不转移，局部也不发生坏死和出血，一般情况下不会威胁人的生命。恶性肿瘤（一般指癌症）具有无限增殖的特性（理论上无限，但因危及个体生命，实际上还是有限的），多数还会侵润和转移，治疗上较为困难。现在人类还不能治愈所有癌症，甚至连癌症的发病机理也没有完全搞清楚，但毕竟癌症的发生、发展是一个缓慢的过程，我们有充分的时间预防癌症。相信随着研究的步步深入，人类战胜癌症的梦想很快就会实现。

肿瘤可以传染吗？

相当长一段时间内，人们并不清楚癌症是如何发生的。这种可怕的疾病不知夺去了多少人的生命，而人们对癌症的发病机制却一无所知。

20世纪初，为了解肿瘤发生机制，洛克菲勒医学研究所的佩顿·劳斯医生（1879～1970）开始尝试一些肿瘤移植实验。现在，劳斯被誉为肿瘤病毒之父，不过，劳斯年轻时候想走的却是另一条路。年少的劳斯喜欢野花，很想成为一位自然作家。18岁那年，他发表了处女作——《不同月份的野花》，没想到这竟是他作为自然作家的最后一篇作品。不久，劳斯就从植物学领域转向癌症科学，并为此付出了一生的精力。

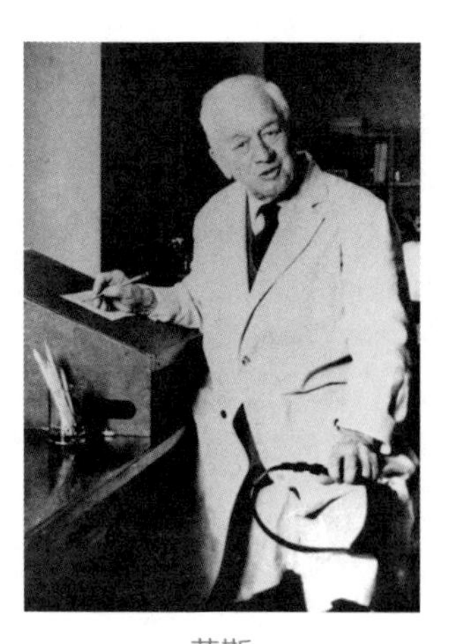

劳斯

1909年，劳斯从医学院毕业，来到洛克菲勒医学研究所的癌症研究实验室。在那里，他接受了一只胸部长有肿瘤的普利茅斯岩石母鸡（Plymouth rock hen），他的任务是研究这个肿瘤的来龙去脉。当时正好有一些研究显示，动物不同个体之间可能会发生“传播性的赘生物”。这启发了劳斯，他开始试着观察母鸡的肿瘤是否也会发生传染。

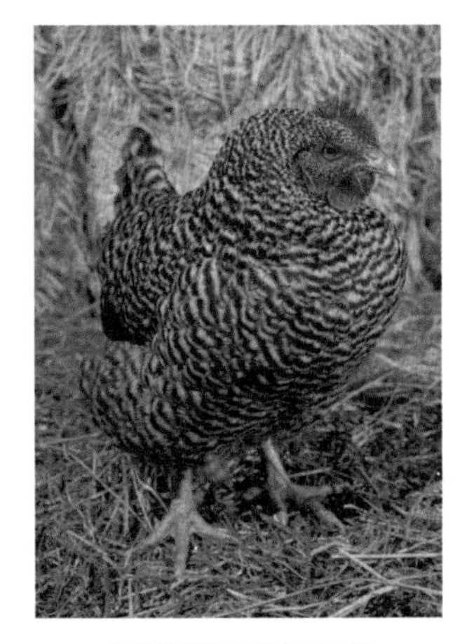

普利茅斯岩石母鸡

劳斯切下一些肿瘤碎片，将它注射到同种系的鸡体内。果然，这些鸡也长出了肿瘤。不过，如果将肿瘤碎片注射到不同种的鸡或者其他鸟类体内，被注射的动物并不能长出肿瘤。虽然鸟类的肿瘤在当时算不上什么新奇的发现，不过，劳斯却是第一个证明这类肿瘤能够发生传染的科学家。

后来，劳斯发现，肿瘤的传染并不需要肿瘤细胞的参与。事实上，使用肿瘤的无细胞滤液也能达到传染的目的——用滤膜除去其中的微米级颗粒物（也就排除了细胞传染的可能），或者使用肿瘤细胞破碎匀浆的上清液，就能够起到传染的效果。其实，这些方法都不能去除肿瘤细胞内生存的病毒颗粒（小于 0.1 微米）。1910 年和 1911 年，劳斯将这些结果陆续发表在《实验医学杂志》（*Journal of Experimental Medicine*）上。

其实劳斯并不是第一个发现肿瘤病毒的人。早在 1908 年，丹麦的两位科学家埃勒曼（1871 ～ 1924）和邦（1881 ～ 1937）就证实，一种可滤过的抽提物能在鸟类中传染白血病。不幸的是，当时学界并没有把这当回事，因为直到 20 世纪 30 年代，白血病才真正被看作是一种恶性肿瘤。相比之下，劳斯的结果倒是引起了一些注意，然而，主流意见却是质疑和反对。人们认为，这种仅在鸟类体内生长的肿瘤势必与人类癌症具有相当的差异，因而劳斯的结果并不能提供什么有益的信息。同时，其他一些研究者使用同样的方法试图在大鼠、小鼠中重复这一实验，结果未能诱发肿瘤。当时大多数科学家认为，劳斯的实验结果仅适用于鸡这一物种，不能推广到哺乳动物中。大约 20 年后，又有科学家发现，一种乳头状瘤*同样可以通过无细胞滤液在野生棉尾兔中传播。劳斯通过进一步研究发现，虽然这种肿瘤能够在生长一段时间后自然消退，但如果同时让动物接触某些化学性致癌因子，那么这些肿瘤也可能发生恶变。从这一系列实验中，劳斯提出了“肿瘤进展”假说，即人体细胞并非一定是突然转化为癌细胞的，很可能需要经过若干步骤（例如，化学刺激、病毒感染等等），才能逐步发展成癌症。劳斯发现的鸡肉瘤病毒后来被称为劳氏肉瘤病毒（RSV, Rous sarcoma virus）。

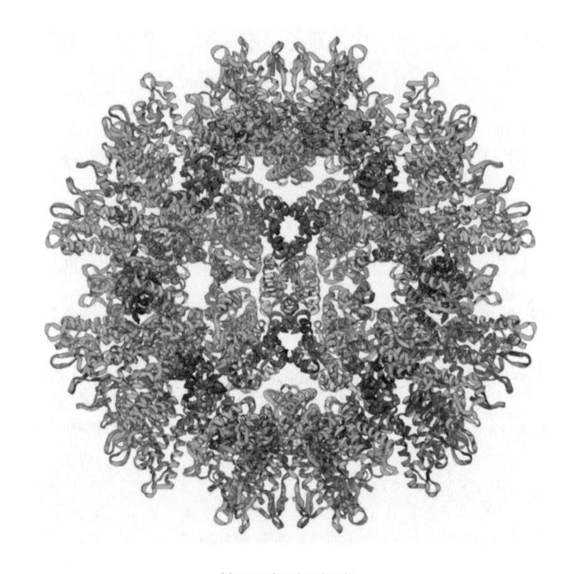

劳氏肉瘤病毒

在当时人看来，劳斯的观点实在难以接受。这并不难理解，因为在大家根深蒂固的观念中，病毒感染具有传染性，而癌症是不会传染的，

* 指上皮组织增生形成的肿瘤。上皮过度生长，形成圆形或椭圆形的团块，多为良性肿瘤。

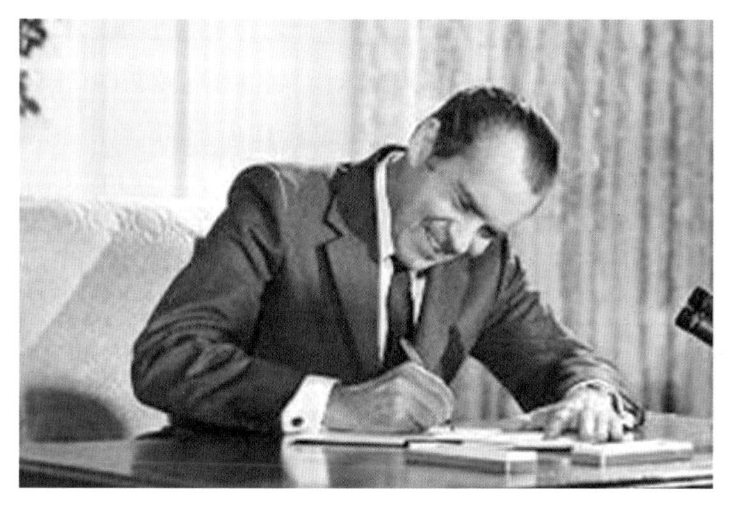

尼克松总统签署《国家癌症法案》

即便病毒真的能够导致禽类罹患癌症，人们依然认为禽类是一个特例。直到人们发现哺乳动物的血细胞可由病毒感染导致血癌，也就是白血病，劳斯实验的重要性才得到广泛认可，他也因此获得了1966年的诺贝尔奖。获奖时，劳斯已经80多岁了。也正是这一系列发现使美国当时的总统尼克松（1913～1994）在1971年签署了《国家癌症法案》，给予癌症研究巨大的资金支持和政策支持，一场历时40余年的抗癌战争从此揭开序幕。

不过，劳斯当年没有说明这种能够传染肿瘤的物质到底是什么。后来，人们才逐步确认这种物质事实上是一种逆转录病毒。说到逆转录病毒，我们不得不提及另一位科学家戴维·巴尔的摩。巴尔的摩是一位美国科学家，年仅37岁时就完成了很多科学家梦寐以求的事情——颠覆人类对生命规律的认识。那是在20世纪70年代，巴尔的摩发现了一种逆转录酶，它出现在一些肿瘤病毒中，这些病毒的遗传信息是由RNA编码的。他发现，逆转录酶能够根据RNA转录得到DNA，也就是说，遗传信息的复制是以RNA为模板的，这大大颠覆了当时根深蒂固的“中心法则”。按照“中心法则”，遗传信息由DNA编码，细胞需要根据DNA转录得到RNA，

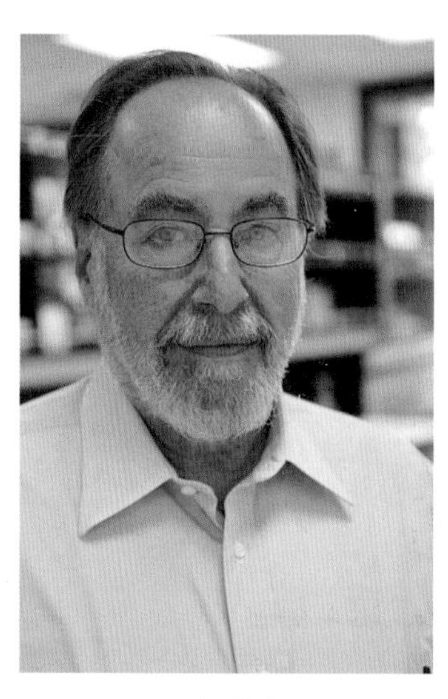

巴尔的摩

再进一步据此合成相应的蛋白质。巴尔的摩的发现对"中心法则"做出了重要补充：RNA 同样能够编码遗传信息，还能转录为 DNA。正因为此，巴尔的摩和另外几位科学家分享了 1975 年的诺贝尔生理学或医学奖。

巴尔的摩回忆说，当年他们发现这种酶的时候，并不知道是否存在一种以逆转录为中心的生理系统，更别提联想到人体内也存在相似的逆转录酶（端粒酶就是一种逆转录酶）了。不过，既然逆转录在病毒的生命活动中发挥着基础性的作用，那么可以想见，这种酶一定还有别的功能。大约 10 年后，人们发现，HIV 就是一种感染人类的逆转录病毒，相应地，逆转录酶也就成为了治疗艾滋病的潜在靶标。

不过，从另一个角度看，逆转录酶同样对生物进化发挥着至关重要的作用。按照巴尔的摩的说法，逆转录酶是推动进化发生的主要力量。逆转录酶能够促使病毒遗传信息插入宿主基因组，并且能够多次插入不同的位置。随着这些外来基因的插入，宿主基因组逐渐发生改变、信息得到丰富，从而使进化成为可能。

不过，我们还没有提到逆转录病毒与肿瘤之间的真正关联者——致癌基因

端粒酶

端粒是细胞染色体末端的一个结构，由6个碱基重复序列和结合蛋白构成。由于DNA复制机制的欠缺，染色体末尾的DNA可能会在复制过程中丢失。因此，随着细胞的繁殖，端粒可能会逐渐缩短。而当端粒缩短到一定程度时，细胞就会失去继续分裂的可能，进入静止。

端粒酶由RNA和蛋白质组成，具有逆转录活性，能够以自己的RNA为模板帮助合成端粒的重复序列，以稳定染色体端粒的长度，保护染色体。在端粒酶的保护下，细胞可以分裂的次数大大增加。不过，在正常人体细胞中检测不到端粒酶的活性，而绝大多数恶性肿瘤细胞中却具有高活性的端粒酶。这也许能够用于解释肿瘤细胞永生的机制。

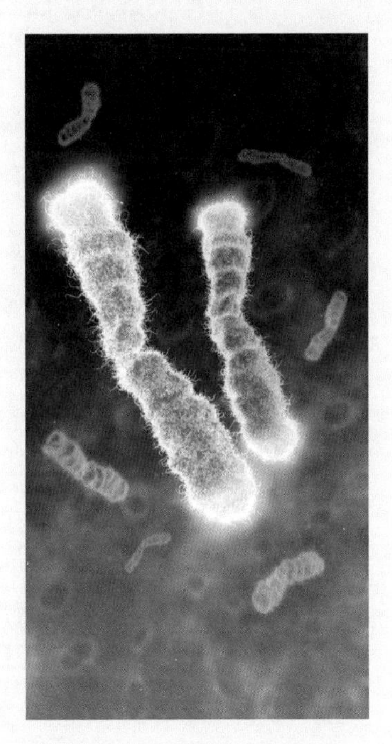

端粒

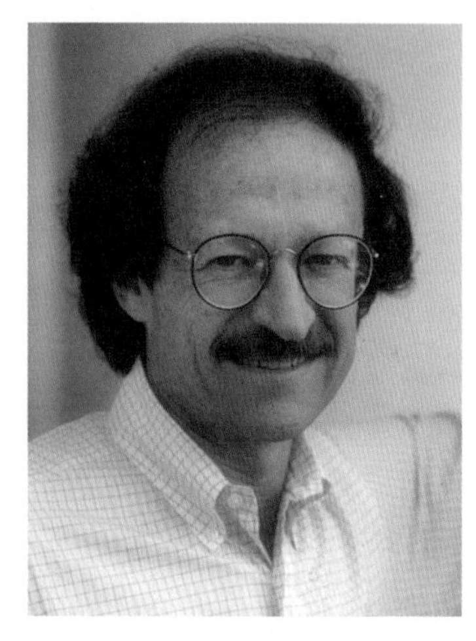

瓦默斯

（oncogene），这同样要引出一位诺贝尔奖获得者——美国科学家哈罗德·瓦默斯，至此，故事中的第三位主角终于出现了。瓦默斯出生于医学世家，父亲是全科医生，母亲则是致力于精神病学研究的社会工作者。据此推测，瓦默斯似乎理所应当成为一名医生，不过事实却出人意料。上了大学之后的瓦默斯逐渐发现了更广阔的天地，他成了一名英语文学专业的学生，致力于编辑校报，甚至还写过一系列关于狄更斯的研究论文；而像有机化学这样的理科课程只得了C。瓦默斯本想继续攻读英语文学的学位，不过，经过一段时间的犹豫，他最终决定去哥伦比亚大学学习医学。因为瓦默斯猜想，像他这样既喜欢语言、书籍，又喜欢研究大脑的人，或许更适合成为一名精神科医生。后来他的想法又一次发生了改变。在哥伦比亚大学，瓦默斯爱上了内科学——或许是因为内科学的“叙事”特性，它的发展史、发现史，以及如何侦测疾病深深吸引了瓦默斯。眼看医学博士的学位就要拿到了，但像瓦默斯这样反对越战的医生没有多少工作岗位可以选择。幸运的是，美国国立卫生研究院的一所从事细菌遗传学研究的实验室相中了瓦默斯，瓦默斯的科研生涯从此开始。然而，当时的瓦默斯根本没有从事过任何研究工作。

很快，瓦默斯迷上了搞研究的感觉，他兴奋地练习各种实验技术，激动地等待实验结果——28 岁的瓦默斯彻底被科学吸引住了。不过，与此同时，瓦默斯意识到自己并没有太多遗传学方面的基础知识，相反，他有着很好的医学根底，有着解决医学相关问题的浓厚兴趣。很快，瓦默斯发现了适合自己的领域——癌症生物学，研究一个正常细胞如何成为能够无限增殖的异常细胞，而其中一项重要内容就是研究能够导致癌症发生的肿瘤病毒。肿瘤病毒所携带的遗传信息相对宿主细胞来说简直微乎其微，但前者竟然能够改变一个细胞的行为，瓦默斯相信，从中一定能窥探出病毒基因与癌症发生的重要秘密。

1970 年，瓦默斯来到加利福尼亚，在那里碰到与他兴趣相投的约翰·毕晓普。他们开始着手研究逆转录病毒是如何生长、如何导致癌症发生的。他们发现，人体健康细胞中的正常基因可致癌，这些基因被称为原癌基因（proto-oncogene）。原癌基因平时负责调控细胞增殖，一旦被入侵病毒吸收或受到化学致癌物的影响，就可能引起细胞增殖失常，进而导致癌症发生。这时，原癌基因呈现出显性作用，成为致癌基因。毕晓普和瓦默斯因此共享了 1989 年的诺贝尔生理学或医学奖。

病毒感染与癌症发生

随着研究的深入，现在人们已经知道，人类癌症中可能有 15% ～ 20% 的病例与病毒感染有关。反过来说，有多种病毒可以通过感染人类细胞引发癌症。有人会问：这些感染细胞的病毒是如何逃脱机体免疫大军的围剿，得以存活下来的？大量研究发现，这些病毒虽然分属不同种类并且在癌症进展中发挥的作用各不相同，但它们都具有某些可以逃逸“免疫监视”的共同特征。例如，这些病毒并不急于摧毁宿主细胞，它们能够长期、持续性地感染宿主细胞，从而躲避机体免疫系统的识别和应答。

上文提到过逆转录病毒，这种病毒在感染宿主细胞之后不久，就能在病毒编码的逆转录酶诱导下，对病毒 RNA 进行逆转录，形成双链 DNA 拷贝，插入宿主细胞基因组，并在病毒转录调控序列的控制下得到表达。这段被插入宿主细胞基因组的病毒基因序列几乎不会再丢失。不幸的是，基因序列的插入有时会使细胞遗传物质发生改变，造成某些基因活化或失活，导致细胞生长和分化出现异常。

HTLV-1 是一种明确与人类癌症相关的 RNA 病毒，又被称作人类嗜 T 细胞病毒，它能够引起成人 T 细胞白血病（ATL）和相关的骨髓病变。

ATL 患者通常会出现淋巴结肿大、肝脾肿大等症状，并因为抵抗力下降，很容易被病原菌感染。这种疾病的预后非常差，确诊之后患者的平均存活期不到一年。据估计，全球有 2000 万人遭受 HTLV-1 感染，其中只有 2% ～ 6% 的病毒携带者会发展成 ATL。很明显， HTLV-1 感染本身并不能直接导致癌变，正如导读中所述，癌症发生、发展是一个涉及多个步骤的漫长过程，HTLV-1 感染也不例外。大量研究表明，病毒辅助蛋白 Tax 在 HTLV-1 致癌过程中起着关键的作用。它能够调控病毒基因的表达，并与细胞转录辅助活化因子结合，打乱宿主细胞的转录信号通路。但是，仅仅如此尚不足以进展到 ATL。Tax 蛋白是宿主细胞毒性 T 淋巴细胞应答的主要靶标，如果 Tax 持续表达，那么被 HTLV-1 感染的细胞将很快被免疫系统识别并杀死。研究发现，在 ATL 病例中，仅有约 40% 能检测到 Tax 表达。科学家们推测，在启动细胞转化后，Tax 的表达就通过某些机制被抑制，从而逃脱机体免疫系统的监视，得以发展成为 ATL。

另一种著名的 RNA 病毒是丙型肝炎病毒（HCV），它因为与肝细胞癌相关而令人闻之色变，全世界有大约 2% 的人口遭到 HCV 感染。

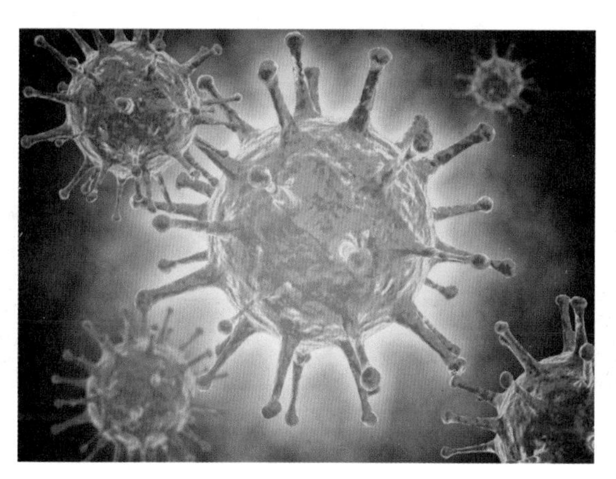

丙型肝炎病毒

丙肝会引起肝炎症、纤维化，并逐步进展至肝硬化，最后导致肿瘤形成。这同样是一个漫长的过程。和 HTLV-1 一样，HCV 也会采取多种策略避开免疫系统的追杀。HCV 在宿主细胞内进行基因组复制时，一旦形成双链 RNA（dsRNA）中间产物，就会诱导细胞激活相应的 dsRNA–感应机制，从而活化干扰素、干扰素调节因子（IRF）等相应蛋白进行抗病毒应答。而 HCV 携带的蛋白能够对抗 dsRNA– 感应机制的活化，从而避开抗病毒应答。此外，HCV 还能有效地躲避 T 细胞介导的获得性免疫反应，实现慢性感染。科学家们认为，慢性炎症和肝硬化对于肿瘤的最终形成起着重要的作用。虽然这部分机制还不太明确，但可以肯定的是，这类存在致癌可能的 RNA 都具有足以规避机体免疫应答的复杂机制以便自身存活。

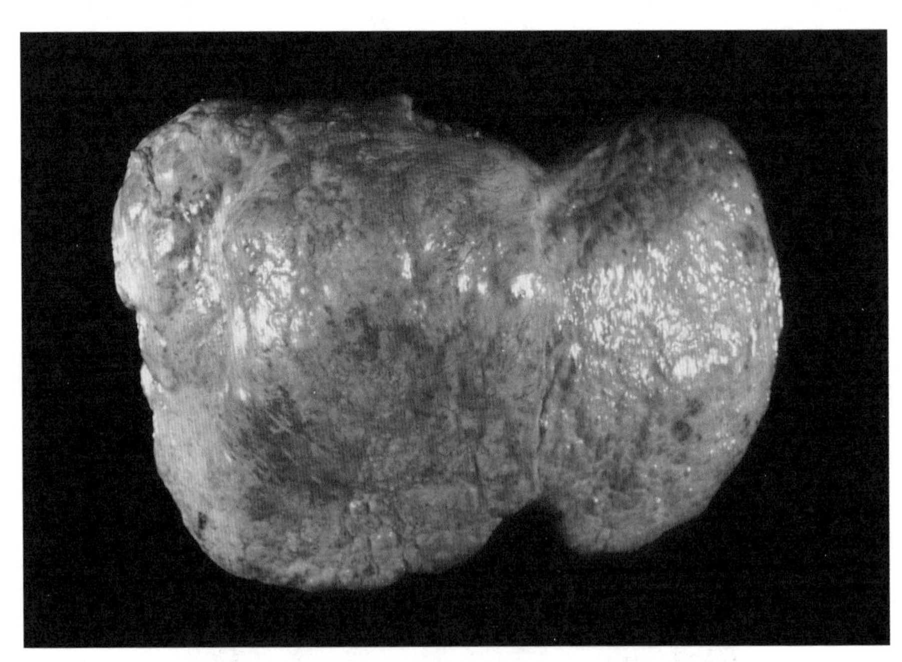

肝硬化外观

肝硬化表现为肝细胞变性坏死，纤维结缔组织增生，肝脏变硬、变形，血管异常。最终出现肝功能减退、门静脉高压、腹水等，可危及生命。

肝炎的预防

现在已得到公认的肝炎有甲肝、乙肝、丙肝、丁肝和戊肝，最常见的是前三种。

1988年，上海地区曾出现甲肝的突发性流行。究其原因，乃是上海市民习惯生食的毛蚶受到污染，酿成了这次甲肝疫情。甲肝主要通过粪–口传播，大量病毒随患者的粪便排出，容易通过污染的水、食物传染易感人群。注意饮食卫生，尤其是避免生食不安全的水产品，就能起到很好的预防作用。

乙肝则主要通过体液和血液传播。其实，每年我国死于乙肝的人数远大于SARS流行期间因感染SARS病毒而死亡的人数。性传播就是体液传播中很重要的一种途径。杜绝不洁性交、接种乙肝疫苗，就能很好地预防乙肝感染。

丙肝最主要的传播途径是经破损的皮肤和黏膜传播。值得指出的是，相当比例的丙肝感染是因为静脉注射毒品导致的。此外，性传播、血液传播也是重要的传播途径。一般的生活接触不会使人传染上乙肝或丙肝。

丁肝和戊肝比较少见，在这里就不介绍了。

除 RNA 病毒外，DNA 病毒同样可能具有致癌性。在这里举两个例子作为说明。

一个是乙型肝炎病毒（HBV），相信大多数读者都有所耳闻，全世界有大约 4 亿人是 HBV 的慢性携带者，绝大多数携带者并没有任何症状表现。人体初次感染 HBV 后未出现显著的免疫应答，部分原因可能是 HBV 的侵袭和扩增并不会导致任何细胞基因的表达——这正是 DNA 病毒和 RNA 病毒的一大差异。然而，在受到感染的人群中，有 15% ~ 40% 会进展为慢性活动性肝炎，并可能引发肝硬化、肝衰竭或肝细胞癌。

那么，HBV 是如何致癌的呢？研究发现，HBV 和逆转录病毒一样，需要以逆转录的方式实现复制，不一样的是，HBV 的复制无需整合进入宿主染色体就能实现。当然，一旦 HBV 基因插入宿主基因组即可导致病毒基因持续存在，事实上，同时患有慢性活动性肝炎和肝细胞癌的患者中，HBV 基因的插入并不鲜见。病毒基因的插入会导致宿主细胞基因不稳定，有可能激活某些原癌基因，从而诱导癌症的发生。不过，仍有 20% 患有 HBV 相关肝细胞癌的患者未被发现染色体中有病毒基因插入。

和 RNA 病毒一样，HBV 的致癌也是受许多因素共同影响的复杂过程，目前人们还无法完全了解其中的机制。有研究发现，一种被称为乙型肝炎病毒剪接特异性蛋白（HBSP）的分子广泛存在于乙肝患者中。在体外组织培养模型中，HBSP 能够在细胞周期不中断的情况下诱导细胞凋亡。并且，有 45% 的慢性肝炎患者被检出血清中含有 HBSP 抗体。这类蛋白的具体作用机制依然在研究中。

另一种重要的致癌 DNA 病毒叫人乳头瘤病毒（HPV）。乳头瘤病毒种类繁多，能够感染多种动物的鳞状上皮细胞，并导致多种上皮增生性病变。目前，人们已经鉴定出大约 200 种 HPV，根据 HPV 的细胞转化能力，可将其分为高风险型病毒和低风险型病毒。令人震惊的是，超过 99% 的宫颈癌病例都与高风险型 HPV 感染相关。在 HPV 导致癌症发生的过程中，HPV 基因经常能够整合进入宿主细胞染色体。在 HPV 相关的宫颈癌细胞中，E6 和 E7 病毒癌基因蛋白能够得到稳定的表达。这两种蛋白一旦结合到细胞调节蛋白复合体上，就会导致其功能出现异常。而调节蛋白是控制细胞增殖、分化、凋亡的关键蛋白，一旦功能失常，癌变风险就会大大增加。

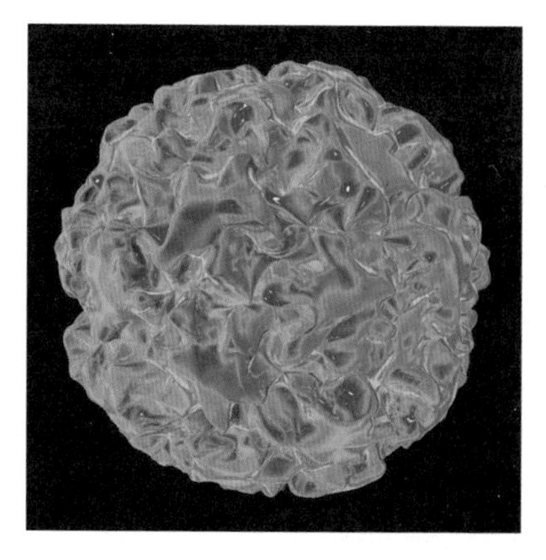

人乳头瘤病毒

我们可以看到，病毒与癌症的相关性源于病毒感染导致的局部蛋白表达水平改变和可能的宿主细胞基因组改变。这样，就提出了两个有趣的问题：第一，病毒感染通常会激发机体的炎症反应，那么癌症与机体的炎症反应之间存在着什么样的关系？第二，我们是否能够通过改善免疫环境的方式预防某些癌症呢？在后文中，我们将分别对这两个问题进行解释。

炎症与癌症的纠缠

这里，我想先给读者朋友们讲个亲身经历的小故事。

15 岁那年，我插队在山里修公路。那时候，我又瘦又小，专门负责点炮来炸山开路。山上长着漆树，当地人说，漆树有鬼，摸了会倒霉。我胆儿大，伸手就摸了一把，结果，什么事儿都没有。过了一星期，我们又来到这地方开山。这次，我还是没忍住摸了漆树。这下真的过敏了。回去之后，手上很快起了泡。

读者大概能记得，这就是典型的过敏反应：第一次接触激活抗原；第二次接触过敏反应发生。关键是，起了泡的手摸到哪儿，哪儿就起泡，浑身几乎都起了泡，难受极了。更糟糕的是，我们住的地方是用松树搭起来的，床也不例外。屋里阴冷潮湿，一下雨还漏水，被子也湿乎乎的，

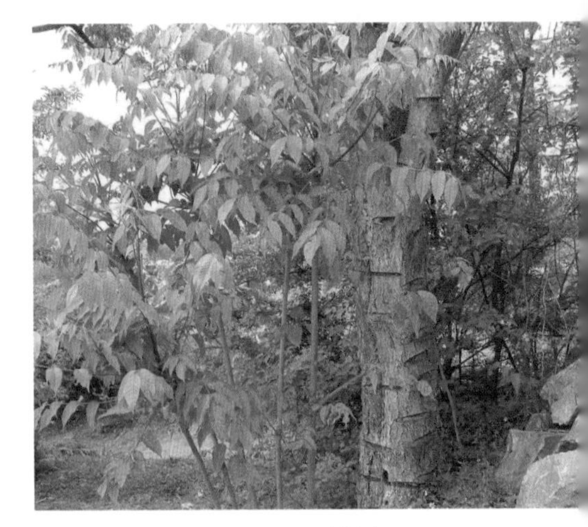

漆树

很容易滋生细菌。我又忍不住挠痒痒，一挠，水泡破了，感染了，化了脓，很快，就发起高烧。失去劳动能力的我回到城里寻医。大夫说：“你这是过敏反应。按理应该用激素，激素能抑制免疫反应，也就可以治疗过敏；但是，你又有细菌感染，不能用激素。所以，应该先用抗生素杀灭细菌，再用激素治疗过敏。”按照大夫的思路，我的病很快就好了。

我想单独强调一下小故事里化脓这个过程。在攻读免疫学之后，我才明白，化脓、发烧之后，人体会产生很多细胞因子：化脓的时候，有一种革兰氏阴性菌，它细胞壁中的特殊成分就能够诱导细胞因子的产生，其中有一种很重要的细胞因子叫肿瘤坏死因子。肿瘤坏死因子不仅跟化脓过程中的组织破坏有关，还跟肿瘤抑制有关。而后者，就引出了我要讲的第二个故事。

威廉·科利（1862 ～ 1936）是一百年前的一位外科医生。他在给人治病时遇到不少肿瘤患者，而当时这些患者能够接受的治疗很少。偶尔地，有一位肿瘤患者在经历一次化脓、发烧之后，肿瘤神奇地消失了。威廉·科利发现，是脓里的一些毒素杀死了肿瘤细胞。受此启发，威廉·科利开始培养脓里面的细菌，一代代传代培养，然后给新的肿瘤患者注射这些细菌；结果，有些患者的肿瘤的确消退了。人们将这种能杀死肿瘤的毒素称为科利毒素。到 20 世纪 30 年代，随着放疗和化疗的逐步发展，这种副作用大、危险性高的肿瘤治疗方法逐渐被取代。威廉·科利很伤心，他觉得自己发现的这种毒素还是非常有用的。好在他的女

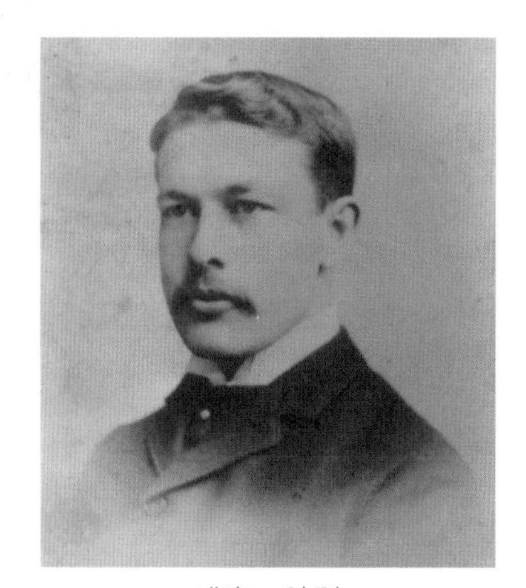

威廉 · 科利

儿继承父业，成立了美国第一个癌症研究中心。这个研究中心的第一任所长发现，其实威廉·科利当年所用疗法中的关键因素乃是肿瘤坏死因子，正是细菌所含有的细菌脂多糖能够诱导我们的巨噬细胞产生这种叫作肿瘤坏死因子的蛋白，导致了肿瘤的消退。

不过，并非所有时候，身体发生的炎症都能抑制肿瘤的进展。或者说，肿瘤和炎症之间的关系远比上面提到的复杂。

很早以前人们就知道，胃肠道、肝脏、胰腺等器官的慢性炎症性疾病会导致癌症风险增加，例如石棉造成的慢性炎症性应答可能会导致间皮瘤形成。研究显示，间皮瘤的发生可能与长期接触石棉相关。统计结果表明，长期接触石棉的人群中，间皮瘤的发病率显著高于一般人群。但是，这些患者间皮瘤的发病部位不仅限于胸膜，还发生于腹膜、心包膜等部位。具体的致病机制尚未完全明了。直到最近，人们才意识到炎症细胞在癌症发生中发挥着关键作用。我们可以举出一些例子来说明这一点。

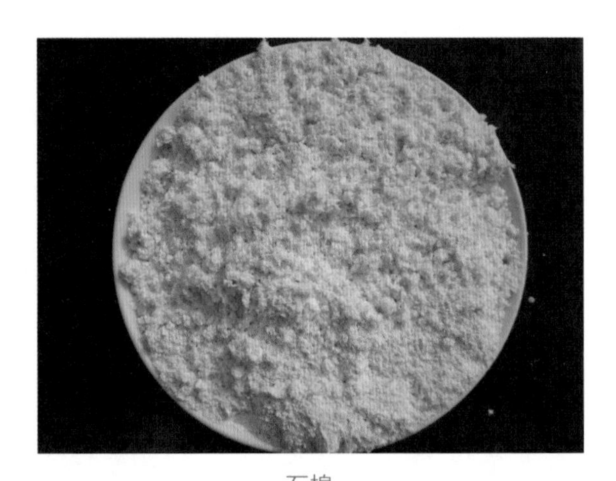

石棉

一种纤维状的矿物，耐高温、耐化学腐蚀，常用作隔热材料。

例如巨噬细胞，绝大部分实体瘤的发生都会涉及巨噬细胞。一个有趣的事实是，人类在青春期、妊娠期以及哺乳期结束后，乳腺组织的变化都需要巨噬细胞的参与。而在对啮齿类动物的研究中，人们发现，巨噬细胞能够促使乳腺癌发生侵袭、转移。人们推测，正是巨噬细胞生理功能的改变导致了乳腺癌的进展。而在其他肿瘤类型中，研究发现，巨噬细胞的数量与肿瘤微血管密度呈正相关，与患者的存活时间呈负相关。人们将这些存在于肿瘤内的巨噬细胞命名为肿瘤相关巨噬细胞（TAM），这类细胞通常具有特异性的表型，能够产生促血管生成因子，并使抗肿瘤免疫应答受到抑制。不过，TAM 的作用是双向的，有时 TAM 能表现出抗肿瘤作用。至于在何种情况下 TAM 表现出何种作用，目前人们还不太清楚。

嗜酸性粒细胞则与霍奇金淋巴瘤相关。当然，在实体瘤中，嗜酸性粒细胞也会经常出现。最近的研究表明，嗜酸性粒细胞能够在免疫调节中起到重要作用，但是，它在癌症中的具体作用仍然不太清楚。可以推测，嗜酸性粒细胞的胞内颗粒含有多种细胞因子、生长因子和趋化因子，这些可溶性分子一旦释放出来，就可能影响肿瘤微环境，从而产生促癌或抗癌作用。

除上述天然免疫细胞外，获得性免疫细胞同样在癌症发生与进展中发挥着不小的作用。很久以来，人们一直认为，存在肿瘤浸润淋巴细胞（TIL）是抗肿瘤免疫的表现，但直到现在，人们依然不知道 TIL 到底在肿瘤预后中具有什么样的作用。有研究表明，在结肠直肠癌中，如果肿瘤病灶中存在 TIL，并且出现表达颗粒酶 B 的 CD8+T 细胞，可能说明癌症预后较好。也有研究显示，Foxp3+T 细胞的存在可能预示癌症预后较差。如果我们能够对肿瘤中 T 细胞的类型、密度和分布做出比较详细的分析，也许会有助于我们判断肿瘤发展的情况以及相关的预后。

和 T 细胞诱导的细胞免疫不同，B 细胞诱导的体液免疫常常被认为会促进癌症进展。从癌症患者的血清中能够检测到大量的肿瘤相关抗原，

细胞免疫和体液免疫

另一种区分人体免疫的方法是细胞免疫和体液免疫。

前者主要涉及T细胞。T细胞在受到抗原刺激后会发生致敏，第二次再接触到同类抗原，就会对携带这种抗原的细胞产生杀伤作用，这就是细胞免疫。

后者则主要涉及B细胞分泌的抗体。B细胞在遇到病毒、细菌表面的不同抗原时，能够与抗原结合，增殖分化成浆细胞并产生抗体，引起体液免疫。

相应的抗体因为能够导致局部的慢性炎症性应答，反而使癌症恶化。

由此可见，癌症与炎症之间存在着复杂的关系，著名的例子如慢性胃炎与胃癌、反流性食管炎与食道癌、肝硬化与肝细胞癌、溃疡性结肠炎与结肠癌等等。即便肿瘤部位没有炎症性病变，炎症细胞的浸润也依然在很多肿瘤病变中扮演着非常重要的角色。炎症反应中释放的细胞因子、生长因子和介质能促使组织发生细胞转化，从而导致癌症的发生。

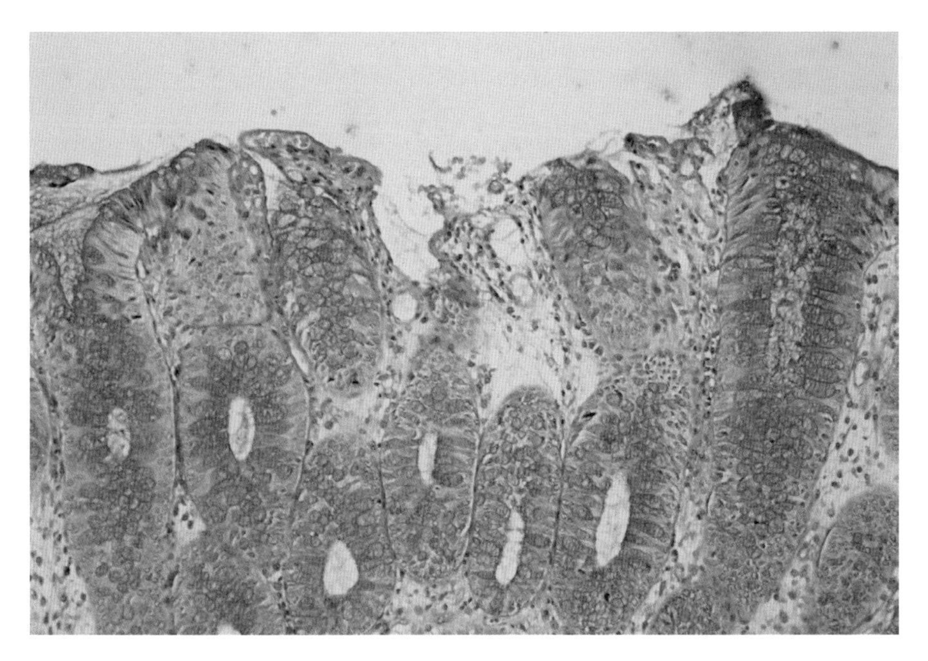

溃疡性结肠炎

图中为结肠内层黏膜的一部分，中上部的破裂处为发炎部位。

根据这些，我们很容易想到，或许可以通过控制炎症反应来控制癌症的进展。目前，人们用于治疗转移性癌症的方法极其有限，是否可以通过在癌症发生的早期阶段进行干预，从而有效遏制癌症的转移呢？研究表明，从分子、组织学异常到癌症发作，相隔相当长的时间。那么，是否可以使用药物干预，使已有的癌前病变得到缓解，避免进一步进展到癌症呢？其潜在机理事实上类似于使用降胆固醇药物以减少冠心病发作的风险。大量流行病学数据表明，长期使用非甾体类抗炎药物*（NSAIDs），如使用 COX-2 选择性药物，与结肠癌发生率的下降有关。但是，我们必须同时考虑药物干预本身带来的风险，如 COX-2 抑制剂的广泛使用可能会导致心血管病变的增加。因此，我们必须对药物长期使用的毒性进行充分的评估，在药物风险和癌症风险之间找到合适的平衡点。另外，值得注意的是，虽然 NSAIDs 在结肠直肠癌治疗中展现出诱人的前景，但对巴雷特（Barrett）食管（食管下端出现不正常的柱状上皮覆盖）似乎并没有太大作用。其中一个值得关注的问题是，我们还不清楚在肿瘤发作过程中炎症反应究竟何时是好的、何时是不好的。炎症的作用可能会受多种因素影响，这些因素共同决定 NSAIDs 的最终疗效。例如，炎症反应对原发癌症和转移性癌症的影响可能很不相同，对未治疗的癌症和经过常规细胞毒性药物治疗的癌症可能也会产生很不相同的作用。这些都有待人们进一步研究。

* 一类与糖皮质激素无关的抗炎药物。常见药如阿司匹林、布洛芬等均属于非甾体类抗炎药。

改善免疫环境防治癌症

目前，我们治疗癌症的主要手段包括手术切除、放疗和化疗。虽然这些传统疗法对于大多数早期发现的癌症具有良好的疗效，但治疗费用昂贵，对很多家庭来说，一人生病意味着倾家荡产，而且不良作

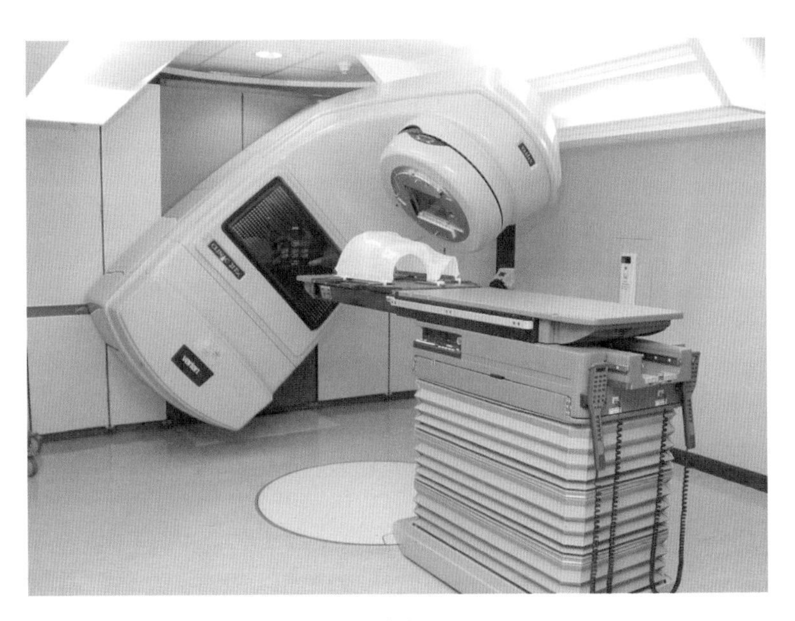

放疗

用很严重，如脱发、强烈的胃肠道反应等，严重影响患者的生活质量。一般来说，常规治疗主要针对肿瘤细胞本身，而很少考虑肿瘤所处的微环境，这正是常规疗法的局限所在。肿瘤微环境与肿瘤细胞之间是土壤与种子的关系，肿瘤的进展就是肿瘤细胞与其微环境共进化的过程。在此过程中，休眠肿瘤细胞苏醒，进入快速增殖状态，并发生转移。因此，改善肿瘤微环境，维持肿瘤细胞的休眠状态，是未来肿瘤疗法的新方向。

其中，值得一提的是1957年伯内特和托马斯等人提出的“免疫监视”说。该理论认为，人体免疫系统执行着监视功能，凭借细胞免疫机制，免疫系统能够识别并清除癌变细胞。然而，由于种种原因导致监视功能弱化之后，肿瘤的发生率就会大大增加。虽然这一理论存在争议，但至少为肿瘤免疫学的研究和肿瘤抗原的发现指明了方向。2002年，施赖伯等人在此基础上又提出“免疫编辑”理论。该理论认为，免疫系统除识别和杀伤肿瘤组织外，也参与肿瘤的耐受和逃逸。这一学说也被称为“3E”学说，即肿瘤免疫编辑包括三个过程：肿瘤发生初期，免疫系统对肿瘤细胞进行清除（Elimination）；随后肿瘤生产与免疫清除达到平衡（Equilibrium）；而到了后期，肿瘤细胞则能够逃逸（Escape）免疫监视机制。恶变细胞在逃避细胞自我生长监控后即会遭到机体免疫系统的监视，进而受到非特异性和特异性杀伤细胞的追杀。经过追杀而幸存下来的肿瘤细胞则具备相对较低的免疫原性，能够与机体免疫系统长期构成势均力敌的平衡状态。再之后，某些肿瘤细胞进一步利用一系列逃逸机制突破机体免疫系统的监视而生长，以致成为临床可见的肿瘤块。根据这一理论，癌细胞从发生、发展，到形成可见的肿瘤，是一个漫长的动态过程，可能长达数十年。这大大改变了学界对肿瘤的认知，即癌症可通过平衡、改善自身免疫的微环境来加以预防、改善，这为肿瘤治疗提供了新的策略。

有趣的是，我国传统医学提倡“培元固本”，通过调理人体自身免疫力治愈疾病。这一理念恰好与现代肿瘤免疫学的发展不谋而合。2013 年，《科学》杂志将 PD-1 抗体在肿瘤治疗中的应用列为年度十大科技突破之首，认为免疫治疗将来有望彻底攻克癌症。不妨将目光投向中草药，中草药是我国的文化瑰宝，历经数千年经验人士的筛选，尽管其有效成分还需要药理学的分析，其功效也需要循证医学的确认，但是一些初步研究已经表明，某些中草药的确在调节免疫力方面具备独特的优势。

1969 年，日本学者在《自然》杂志上撰文提出，香菇多糖具有抗肿瘤效果，当时研究目标仅聚焦于对肿瘤细胞直接的杀伤效应。2012 年，我的研究团队从香菇多糖中提取并自主命名了一类活性分子 MPSSS，它可以诱导髓源抑制性细胞（MDSC）成熟分化为 M1 型巨噬细胞。MDSC 是免疫负调控细胞，能够帮助肿瘤细胞实现免疫逃逸，而 M1 型巨噬细胞则是具有杀伤肿瘤活性的免疫细胞。这相当于“俘虏”了一群帮助肿瘤生长的“帮凶”细胞，进行“思想改造”，将它们转变为杀伤肿瘤细胞的免疫“战士”。与传统疗法的“一杀了之”很不一样，新疗法治疗效率高，且对于机体自身而言更加经济，毕竟 MDSC 来源于自身

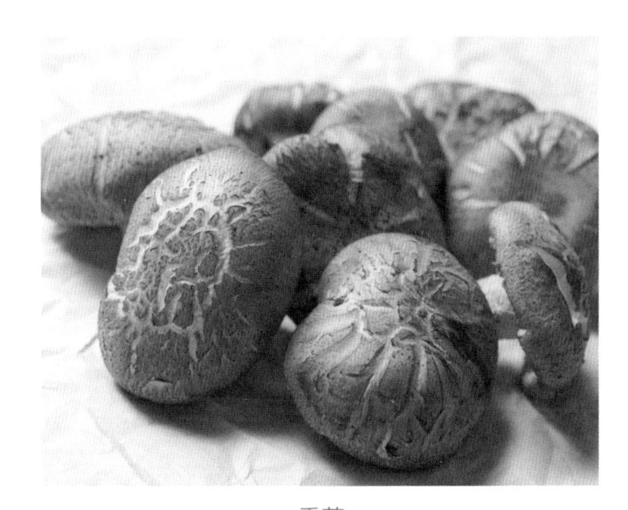

香菇

骨髓，本来就是自己人，只是受到了肿瘤的“蛊惑”，无法正常成熟分化为免疫效应细胞，反而“助纣为虐”。香菇多糖分子 MPSSS 能够帮助 MDSC 脱离苦海，顺利成长和成熟。大量研究表明，MDSC 的减少有利于肿瘤治疗，甚至出现不杀伤肿瘤、肿瘤自行萎缩的良好疗效。因此，美国宾夕法尼亚大学癌症研究中心 2013 年发表的一篇名为《MDSC，肿瘤治疗新靶点》的综述，就引用了本团队关于 MPSSS 的研究工作。

由此可见，中草药在肿瘤防治方面具有较好的应用前景，但需要免疫学、中医学、肿瘤学、药理学、流行病学等多领域学者的精诚合作，古老却在不断发展的祖国传统医学与坚持“对照、重复、随机、大样本”的现代科研原则、倡导精准医疗的现代西方医学殊途同归，值得期待。

Chapter 7

免疫反应引起的疾病

这里，我们主要介绍由免疫系统紊乱或失调引起的疾病。在本书最开始我们说过，随着现代免疫学的发展，“增强免疫力”这句话已经显得站不住脚。因为过强的人体免疫反应有时反而会成为致病的原因，尤其是错误攻击自身组织的免疫反应。

自身免疫性肝炎就是一个很好的例子。将自己的肝脏当成异物发动攻击，可能会造成极为凶险的肝炎，甚至在能够采取措施之前，患者就已经失去生命。而斑秃（俗称“鬼剃头”）则是将自身的毛囊当成入侵者，导致毛囊休眠、毛发脱落。虽然不至于危及生命，但是会给患者造成很大的心理压力，导致生活质量下降。更糟糕的是，这种疾病目前还没有特效药。银屑病同样是一种顽固的疾病，使用一些药物抑制局部的免疫应答，可能控制银屑病的发展。

最后，我们谈到一种常见于中老年人的疾病——动脉粥样硬化。脂质在动脉壁里的沉积无疑是粥样硬化的先决条件，但不是唯一条件。事实上，我们可以将这种疾病看作是一种慢性炎症，免疫应答在粥样硬化的进程中具有重要作用，也许将来人们能够通过疫苗来预防动脉粥样硬化的发生。

自身免疫性肝炎

前文提到，大家熟知的甲肝、乙肝、丙肝等主要是由病毒感染导致的。不过，有一种肝炎的主要诱因并非病毒或细菌感染，而是因为人体免疫系统发生紊乱，误把自身肝脏当成外来入侵者加以攻击。这种肝炎被称为自身免疫性肝炎（AIH, autoimmune hepatitis）。

这是一种神秘的肝炎，时至今日，人们依然不太了解这种疾病确切的发病机制，甚至在很长时间内都无法制定出简单易行的诊断标准。人们过去认为，这是一种年轻女性因为内分泌失常而患上的重症肝炎，后来发现，这种疾病不仅能够波及男性患者——男性在自身免疫性肝炎患者中占 25% ～ 30%，而且在青少年和中年人中发病率也较高。自身免疫性肝炎的表现非常多样，从无自觉症状的肝炎到病情凶险的暴发性肝炎，都可能与自身免疫性肝炎相关。排除肝炎病毒感染和原发性胆汁性肝硬化之后，如果患者血液中含有某些异常的蛋白，并且之前出现过其他自身免疫性疾病，就需要通过详尽的检查来判断是否患有自身免疫性肝炎。

一个可行的检测手段是测定患者血液中的自身抗体。自身抗体能够识别自身抗原，但正常情况下，人体内也含有这类抗体，它不一定和疾病相关，很可能从一出生就有了——我们不能因为人体中存在某种自身抗体，就断言一定是自身免疫性疾病。

20 世纪后半叶，可导致肝硬化、纤维化等后果的慢性肝炎逐渐受到人们的重视，其中包括多发于妇女、儿童的多种慢性肝炎。早在 20 世纪 40 年代，人们就意识到，这类肝炎可能与自身免疫紊乱有关。瑞典医生瓦尔登斯特伦发现，高丙种球蛋白血症与肝炎存在相关性；孔克尔发现，多见于年轻患者的慢性肝炎主要发生在患有高丙种球蛋白血症的妇女中，这种肝炎常导致患者发热、关节疼痛，同时肝脏出现严重的浆细胞浸润。

20 世纪 50 年代，医生开始使用血液检查来判断是否存在自身免疫性疾病。最早进入临床使用的是红斑狼疮（LE）检验：采集可能患有系统性红斑狼疮的患者的血样，与 LE 因子一起培养，LE 因子会与受损的淋巴细胞核发生反应。不过，人们很快发现使用这种方法检查是否患有系统性红斑狼疮并不靠谱，因为造成这种现象的主要来源是一组专门结合细胞核抗原的抗核抗体（ANA）。人们还发现，慢性肝炎患者在疾病活动期也能检测到 LE 细胞，而且给予皮质醇能够大大改善肝炎症状。

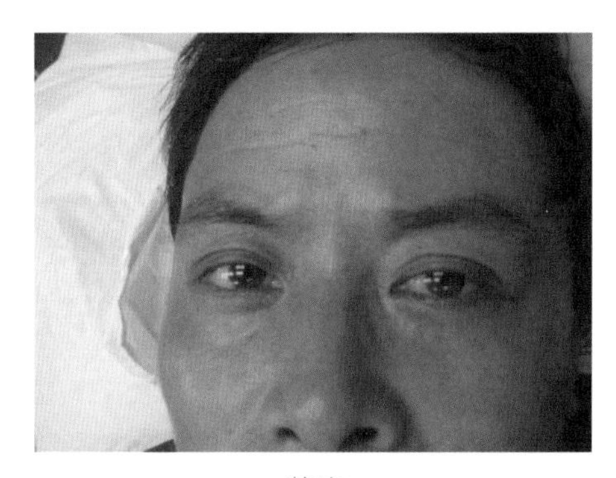

黄疸

黄疸可能由多种因素引起，如胆管堵塞、肝炎等，比较明显的症状是皮肤、黏膜发黄，尤其是巩膜（眼白）发黄。图中这位妇女就表现出明显的眼白发黄。

与此同时，人们对黄疸的了解也大大加深。以前，医生需要对黄疸患者进行手术，以排除胆结石和恶性肿瘤的可能；随着免疫学技术的进步，人们发现有一种自身抗体——抗线粒体抗体（AMA）能够高度灵敏和特异地识别原发性胆汁性肝硬化。

随着多种自身抗体的发现，人们逐步能够通过检测患者血液中多种抗体分子的含量来诊断自身免疫性肝炎。

即便如此，人们对自身免疫性肝炎的具体发病机制仍然了解甚少。已知细胞毒性 T 淋巴细胞能够攻击肝细胞，研究发现，自身免疫性肝炎活动期患者体内 T 淋巴细胞的活性远大于自身免疫性肝炎静息期患者，这与 T 淋巴细胞能够通过产生多种白细胞介素和肿瘤坏死因子 –α（TNF-α）等分子破坏肝细胞有关，不过，我们还不能确定它是通过识别什么分子靶标来启动免疫应答的。一个有趣的现象是，某些患有自身免疫性肝炎的患者染色体 2q33 区域编码细胞毒性 T 淋巴细胞抗原 –4（CTLA-4）的基因具有更高的多态性，而 CTLA-4 是免疫应答控制所必需的，这是否说明这些患者体内带有自身免疫性肝炎的易感基因呢？这尚待研究。

斑秃与银屑

斑秃有个唬人的名字，叫“鬼剃头”：患者常常没有任何自觉症状，直到伸手一摸，才发现掉了一片头发。最开始，头发脱落的部位或许只有硬币大小，边界清晰，没有任何疤痕；但脱发部位周边的头发也会比较脆弱，容易脱落。有些患者可能会停留在头发部分脱落的阶段；而另一些患者则可能因为各种因素逐步进展到头发全部脱落；更严重的情况是，身体所有有毛发的部位都发病，某些患者最终会发展到普遍性斑秃——全身毛发悉数掉光。

和可能会致命的自身免疫性肝炎不同，斑秃通常不会威胁生命，甚至不会造成什么身体上的不适。但患者同样会心烦意乱、痛苦不堪，为生活中遇到的诸多不便感到困扰。更糟糕的是，医学界至今没有找到能够治愈斑秃的明确治疗方案。

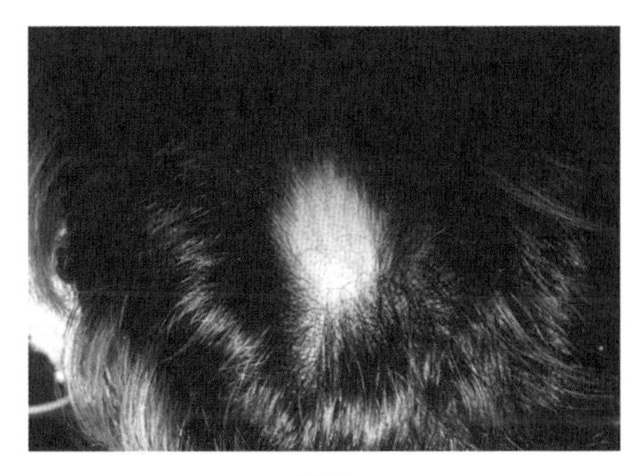

斑秃

和难治互为因果的是病因不明。一般认为，遗传因素、精神压力、物理化学因素的刺激等等都可能导致斑秃发生。那么，这些因素究竟是如何致病的？一个简单的假说认为，毛囊本身属于免疫豁免组织，在正常情况下不会遭到免疫系统的攻击，一旦免疫豁免功能因外伤或免疫失调而丧失，毛囊就会暴露在免疫系统的攻击之下，导致头发脱落、毛囊进入休止期。的确有证据能够支持这个假说——人们发现，在患有斑块型斑秃的患者中，远离发病部位的毛囊和发病部位毛囊相比，基因表达存在一些差异，而这些差异都和免疫豁免相关。不过，在小鼠身上进行的实验得到了相反的结果——人为破坏小鼠毛囊结构诱导免疫豁免丧失并没有导致斑秃的发生。这似乎说明，免疫豁免的丧失只是致病原因之一，并不足以直接导致斑秃。

或许，要想了解斑秃的病因，仅将注意力局限在发病部位的皮肤层面是不够的。人体的免疫系统密不可分，致病因素很可能不仅限于皮肤。前面说过，树突细胞能起到抗原提呈作用，某些情况下，如果淋巴细胞被异常活化，就可能造成自身免疫反应。那么，丧失免疫豁免功能的原因是否与某些可导致毛囊自身反应的淋巴细胞被活化有关？也许可以从动物实验中找到蛛丝马迹。取斑秃小鼠的 CD8 T 细胞注射到正常小鼠体内，正常小鼠很快表现出毛发脱落现象，说明同样出现了斑秃症状。将斑秃小鼠身上毛发脱落部位的皮肤取下，移植到裸鼠体表，结果移植皮肤能够正常生长毛发。这似乎说明，斑秃背后确实潜伏着免疫系统的问题。

既然有可能是自身免疫导致的疾病，很容易想到采用免疫抑制的方法治疗斑秃。免疫抑制药物能够抑制人体的免疫反应，从而对自身免疫性疾病起到可能的控制作用。例如在临床实践中使用糖皮质激素（强的松等）确实能够令患者毛发再生，但停药后容易复发，而且长期大量使用糖皮质激素副作用较大，常常导致患者代谢异常，以致出现四肢纤细、背部肥厚的异常体形，甚至导致高血压、糖尿等症状，这种情况在临床上被称为库欣综合征。再例如环孢素能够通过抑制 T 淋巴细胞的免疫作用刺激毛发再生，但同样不宜长期使用。到目前为止，我们还没有找到针对斑秃的特效药；事实上，在广泛的数据分析之后，人们发现，使用药物并不能改变斑秃的病程。

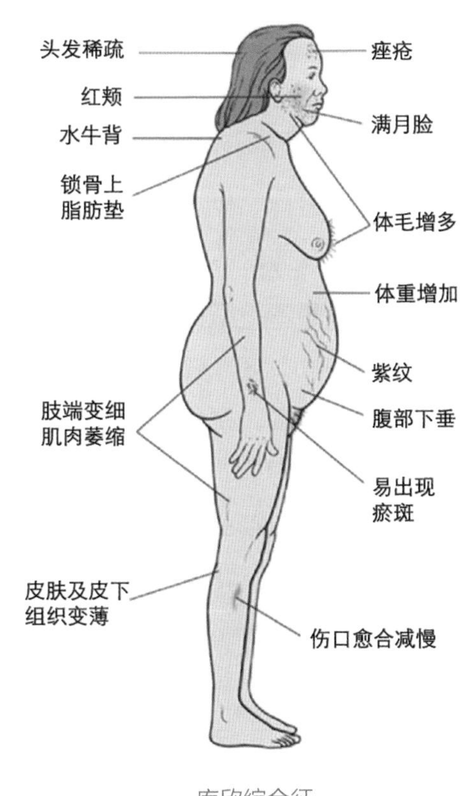

库欣综合征

患者表现为躯干肥胖、皮肤变薄，进而出现紫纹。

那么，会不会有其他因素影响斑秃的发生呢？一个值得注意的现象是，较多患者在2月至3月期间易出现症状缓解，这种季节性变化提示我们，可能存在其他病因。一种可能的解释是，某些病毒感染与斑秃的发生有关。早在1995年，就有人提出，巨细胞病毒（CMV, cytomegalovirus）可能与斑秃的发生有关，因为在斑秃患者体内能广泛地检测到这种病毒。但进一步研究显示，这种假说并不成立：因为大多数人在出生时或出生后都感染过这种病毒，所以斑秃患者身体组织中广泛存在的巨细胞感染与斑秃之间没有相关性。另有一些报告认为，乙肝和丙肝感染以及相关的疫苗接种与斑秃的发生之间存在相关性。但是，根据大范围研究得到的统计结果，感染乙肝或丙肝病毒似乎并不会显著改变斑秃的发生率，疫苗接种同样如此。不过，用病毒感染的确可以解释斑秃的一些特征，除值得关注的季节性外，还有上文提到的感染部位与非感染部位基因表达的差异——病毒感染确实会造成宿主细胞基因表达差异。不过，目前看来这方面的证据并不充分。

再回到自身免疫与斑秃这个话题上来。值得注意的是，很多自身免疫性疾病的发病之间存在相关性，斑秃也不例外，只是相关性不是很明显，比较经典的例子是与银屑病合并发作。

银屑病俗称“牛皮癣”，与斑秃一样，通常不会致命，但是令患者痛苦不堪，甚至有“不死的癌症”这一说法。银屑病发病率较高，在北美，银屑病患者占到总人群的1%～3%。银屑病表现形式不一，最常见的是寻常型银屑病，症状为皮肤出现边界清晰的红斑，表面脱落多层皮屑，皮屑底下则覆盖着类似于玻璃纸的薄膜，如果刮破薄膜，可能还会出现出血点。这是一种炎症性的慢性皮肤病，难以治疗，容易复发，影响患者正常的工作与生活。在医疗不发达的古代，人们误以为银屑病是一种传染性疾病，但目前的研究认为，银屑病和斑秃一样主要是一种自身免疫性疾病。

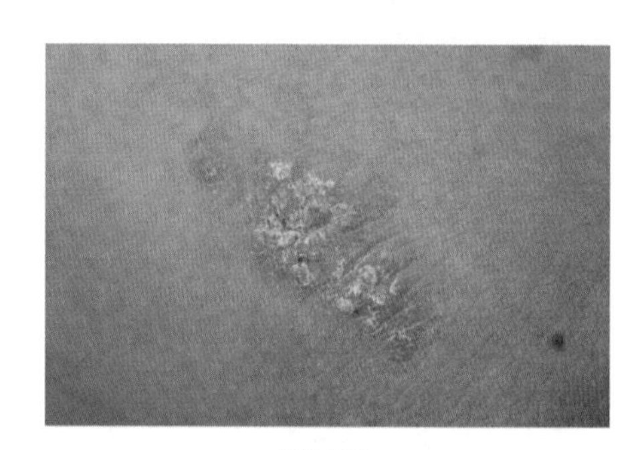

银屑病

人类正常皮肤通常由表皮、真皮和皮下组织三部分组成。真皮由成纤维细胞、组织细胞以及一些肥大细胞构成；而表皮从外而内又可以分为五层——角质层、透明层、颗粒层、棘细胞层和基底层。最内侧为基底层，基底层由一层圆柱形的细胞构成。这层细胞不断分裂、不断向外推进，并逐步角化、变形，最后形成最外侧的角质层。角质层细胞没有细胞核，是富含角蛋白的角化细胞。从基底层细胞逐步演化到颗粒层细胞，需要大约两周的时间；之后颗粒层细胞发生最后的分化，形成角化细胞，并最终脱落，这又需要两周的时间。人体的皮肤就是以这个速率发生新陈代谢的。

一旦发生银屑病，患处皮肤的表皮层就会大大增厚，患者皮肤角化细胞的形成只需 4 ～ 5 天，显著快于正常细胞更新的速度。由于细胞不能正常分化，导致颗粒层减少、消失，角质层增厚，并且角质层细胞仍然带有细胞核，同时真皮部分出现大量单核细胞。除此之外，皮肤血管扩张增多，导致发病部位皮肤变红。

和斑秃一样，银屑病的诱因也多种多样：外伤、感染和药物反应可能会引起银屑病，局部的生物反应调节药物也可能引起银屑病。人们发现，皮肤受损导致细胞死亡，并使角质化细胞释放某些细胞因子，经由树突细胞导致某些干扰素的活化和释放，从而引起 T 细胞活化、银屑病相关细胞因子的释放等等。

既然是一种免疫性疾病，那么是否可以使用免疫调节药物来治疗银屑病呢？人们发现，一些免疫抑制药物（例如皮质类固醇）确实能够治疗银屑病，但在相当长一段时间内，大家并不清楚这些免疫抑制药物真正的作用位点（比如人们认为氨甲蝶呤可能直接作用于角化细胞）。随着研究的深入，科学家们发现，如果能够特异性地清除银屑病变部位的活化 T 细胞，疾病就能得到有效的缓解。

基于这个原因，研究人员开发了多种靶向 T 细胞活化通路的药物。例如，阿巴西普能够阻断 T 细胞共刺激分子 B7 介导的 T 细胞活化过程，高剂量的阿巴西普可持续改善银屑病症状，使病变部位皮肤的树突细胞和 T 细胞数量稳步下降。再比如，新型融合蛋白 alefacept 能够阻断 CD2 介导的 T 细胞活化，从而大大减轻银屑病变的严重程度。至此，人们对银屑病的发病机制已经了解得较为清楚，种类不同的新药为患者提供了多样的治疗选择。

相比之下，斑秃的机制仍然显得云笼雾罩。不过，斑秃和银屑合并发作的确提醒人们，潜在的发病原因未必局限于毛囊，免疫系统毕竟是一个整体，我们或许需要从别处着眼。

动脉粥样硬化

动脉粥样硬化是导致心血管疾病发生的常见病变，对年纪稍大的读者来说可能并不陌生。人们常说要控制“三高”——高血糖、高血脂、高血压，原因之一就是为避免动脉粥样硬化的发生。动脉粥样硬化通常指动脉壁上因为脂质沉淀、内膜增厚，形成类似粥样物质的斑块，可以发生在大动脉上，也可以发生在动脉分支上。

虽然心血管疾病多见于老年人，但动脉粥样硬化病变的开始可以追溯至青年阶段。动脉壁内皮的损伤、脂质的沉积都可以归为标志动脉粥样硬化开始的因素。例如高血压等刺激导致动脉内壁出现轻微损伤，血管原有的渗透性增加，血液中的脂质开始沉积。接着，单核细胞在血管受损部位聚集，吞噬沉积的脂质形成斑块。随后血小板也会进入血管受损部位，并且在多种因子的刺激下，脂肪斑块因为胶原纤维的合成而变成纤维斑块。脂质进一步沉积，沉积反过来又进一步刺激、促进细胞因子的释放和吞噬细胞的聚集。最后，硬化斑块会破裂、溃烂，脱落的斑块可能会造成心肌梗死等危重疾病。

从病变的过程来看，动脉粥样硬化并不是一种纯粹由脂质沉积造成的疾病，炎症反应等免疫应答在其中也起着至关重要的作用。事实上，我们可以把动脉粥样硬化看作一种慢性炎症，斑块的破裂正是炎症作用的一个表现：在脂质和纤维构成的斑块中，单核细胞、淋巴细胞数量巨大，能够刺激 C 反应蛋白（CRP）的释放，导致脂蛋白 – 胆固醇氧化加剧，使斑块容易在薄弱的地方裂开，导致血栓形成。而 CRP 也因此成为判断动脉粥样硬化相关的心血管疾病危险程度的重要因素。即便在健康人群中，如果 CRP 显著高于正常值，这些人 10 ～ 15 年后发生心血管疾病的危险性也会大大增加。

除高血压外，血浆中低密度脂蛋白（LDL）和甘油三酯浓度的升高也是炎症的重要启动因子之一。正常情况下，LDL 能够从血浆进入动脉壁，也能重新回到血浆中。不过，当浓度超过一定范围时，LDL 无法继续维持进出平衡，从而在动脉壁上发生累积。累积的 LDL 会被进一步修饰，其中，氧化磷脂等产物将能够启动炎症反应，导致之后疾病的一系列进展。

针对动脉粥样硬化的发病特征，人们找到了一系列对抗疾病发生的药物，例如 20 世纪 90 年代出现的他汀类药物。这类药物是一种羟甲基戊二酸单酰辅酶 A（HMG-CoA）还原酶抑制剂，在体内能够抑制胆固醇酯的合成，通过降低血脂有效缓解动脉粥样硬化。

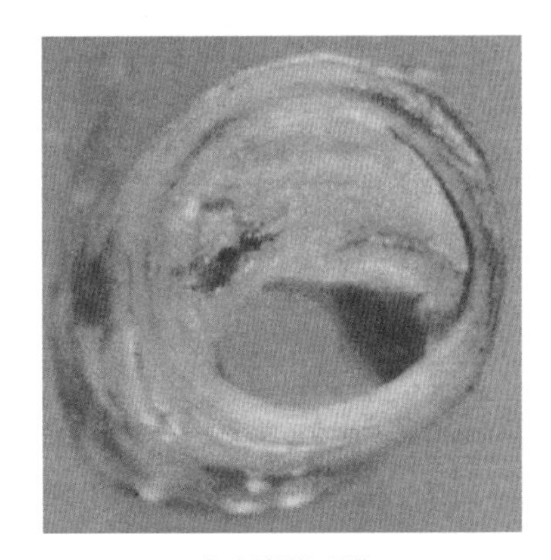

动脉粥样硬化

同时，他汀类还具有重要的抗炎作用，例如，普伐他汀能够减少硬化斑块中的炎症细胞，阿托伐他汀能够显著减少内皮对炎症细胞的吸附作用。此外，他汀类还能够抑制血小板的聚集。很多临床试验显示，在疾病发展早期就让患者使用他汀类药物能够取得相当显著的疗效，甚至能够逆转已经形成的粥样硬化斑块。

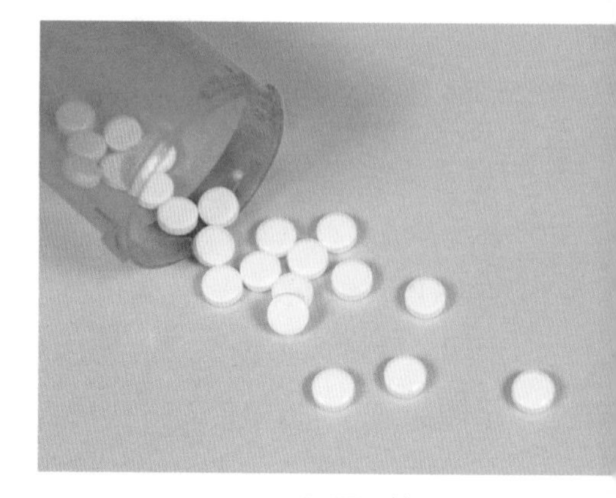

阿司匹林

常用药物阿司匹林对心血管疾病的发生也有不错的疗效——在一般人群中使用阿司匹林能够降低心肌梗死的发生率。研究表明，阿司匹林能够降低患者体内的 CRP 水平，从而有效预防心血管疾病的发生。

另一项有趣的研究表明，在血清胆固醇水平没有明显差异的情况下，免疫缺陷小鼠发生动脉粥样硬化的严重程度要比正常小鼠轻 70%。这提示我们，通过抑制相关免疫反应即能抑制动脉粥样硬化的发生。例如，氧化的低密度脂蛋白是一种自身抗原，会促进动脉粥样硬化的发生，而使用特异性的疫苗在若干动物模型中都能显著缓解疾病的进展。可以预见，未来人们将通过疫苗预防动脉粥样硬化的发生。

附录：历届诺贝尔生理学或医学奖获得者名录

年份	获奖者	国籍	成果
1901	Emil Adolf von Behring 埃米尔・阿道夫・冯・贝林	德国	对血清疗法的研究，特别是抗白喉血清疗法的研究，开辟了医学领域研究的新途径，被公认为免疫学的奠基人。
1902	Ronald Ross 罗纳德・罗斯	英国	验证了疟疾的感染源是蚊子，从而为成功研究这一疾病以及对抗这一疾病的方法奠定了基础。
1903	Niels Ryberg Finsen 尼尔斯・吕贝里・芬森	丹麦	使用光线疗法治疗皮肤病，在当时大大促进了放射疗法的发展。
1904	Ivan Petrovich Pavlov 伊万・彼得罗维奇・巴甫洛夫	俄国	在消化的生理学研究中，提出了著名的条件反射和信号学说。
1905	Heinrich Hermann Robert Koch 海因里希・赫尔曼・罗伯特・科赫	德国	发现结核杆菌，研发了有治疗效果的疫苗。
1906	Camillo Golgi 卡米洛・戈尔基	意大利	发明了新的染色法——戈尔基染色法，以此对神经系统进行周密的研究，发现了脑与脊髓的细微构造。
	Santiago Ramóny Cajal 圣地亚哥・拉蒙・卡哈尔	西班牙	证明神经元是神经结构的基本单位。
1907	Charles-Louis-Alphonse Lavéran 夏尔－路易－阿方斯・拉韦朗	法国	发现疟疾是由一种原生动物（疟原虫）引起的，这是第一次发现原生动物具有造成疾病的能力。
1908	Ilya Ilich Mechnikov 伊利亚・伊里奇・梅契尼科夫	俄国	观察到海星幼体中某些细胞能包围并吞噬注入的靛蓝染料颗粒和碎屑，即所谓的胞噬作用。

续表

年份	获奖者	国籍	成果
	Paul Ehrlich 保罗·埃尔利希	德国	提出关于免疫抗体产生机制的侧链理论，建立精确的免疫定量模式，发明测定抗血清效力的方法。
1909	Emil Theodor Kocher 埃米尔·特奥多尔·科赫尔	瑞士	研究甲状腺的生理学、病理学和外科学，第一次成功实施甲状腺外科手术。
1910	Ludwig Karl Martin Leonhard Albrecht Kossel 路德维希·卡尔·马丁·莱昂哈德·阿尔布雷希特·科塞尔	德国	发现核酸的构成成分和蛋白质的基本结构。
1911	Allvar Gullstrand 阿尔瓦·古尔斯特兰德	瑞典	发现视网膜成像的原理，阐明近视调节的机理，归纳出光学成像的一般定理。
1912	Alexis Carrel 亚历克西斯·卡雷尔	法国	创造了缝合血管的方法，提出人的任何脏器都可以移植。
1913	Charles Robert Richet 夏尔·罗贝尔·里歇	法国	证明过敏症是免疫的转变现象。
1914	Róbert Bárány 罗伯特·巴拉尼	奥地利	研究脑和耳在人体平衡中所起的作用，设计了一些简单方法来诊断内耳中用于控制平衡的器官——前庭的问题。
1915～1918	未颁奖		
1919	Jules Jean Baptiste Vincent Bordet 朱尔·让·巴蒂斯特·樊尚·博尔德	比利时	发现具有免疫作用、可以与血清中特定病原体对抗的抗体，以及能够对多样性病原体发生反应的补体。

续表

年份	获奖者	国籍	成果
1920	Schack August Steenberg Krogh 沙克·奥古斯特·斯泰贝尔·克罗	丹麦	发现毛细血管的舒缩与组织对血液的需要量相关。
1921	未颁奖		
1922	Archibald Vivian Hill 阿奇博尔德·维维安·希尔	英国	发现肌肉产热过程，证明在缺氧时肌力来源于糖的分解并形成乳酸。
	Otto Fritz Meyerhof 奥托·弗里茨·迈尔霍夫	德国	
1923	Frederick Grant Banting 弗雷德里克·格兰特·班廷	加拿大	发现胰岛素，并将胰岛素用于人类糖尿病的治疗。
	John James Rickard Macleod 约翰·詹姆斯·里卡德·麦克劳德	英国	
1924	Willem Einthoven 威廉·艾因特霍芬	荷兰	发明心电图装置。
1925	未颁奖		
1926	Johannes Andreas Grib Fibiger 约翰尼斯·安德烈亚斯·格里布·菲比格	丹麦	首次在实验动物体内人工致癌成功，对癌的研究做出重要贡献。
1927	Julius Wagner Ritter von Jauregg 尤里乌斯·瓦格纳·里特尔·冯·尧雷格	奥地利	通过人工诱导疟疾治疗梅毒性脑膜炎（即麻痹性痴呆），首创休克疗法，使这一过去不治之症成为可治。

续表

年份	获奖者	国籍	成果
1928	Charles Jules Henri Nicolle 夏尔・朱尔・亨利・尼科勒	法国	发现斑疹伤寒由体虱传播。
1929	Christiaan Eijkman 克里斯蒂安・艾克曼	荷兰	证明脚气病由缺乏某种食物因素引起，促成营养缺乏性疾病概念的形成和维生素的发现。
	Frederick Gowland Hopkins 弗雷德里克・哥兰・霍普金斯	英国	发现牛奶中含有刺激生长的成分——维生素。
1930	Karl Landsteiner 卡尔・兰德施泰纳	美国	发现人类的主要血型系统及研究出 ABO 血型的检验方法。
1931	Otto Heinrich Warburg 奥托・海因里希・瓦尔堡	德国	发现呼吸酶的性质和作用方式。
1932	Charles Scott Sherrington 查尔斯・斯科特・谢林顿	英国	从事脊髓反射研究，将感觉神经和运动神经加以区分，发现神经元支配肌肉纤维运动等现象。
	Edgar Douglas Adrian 埃德加・道格拉斯・阿德里安	英国	记录单个感觉神经末梢及单个运动神经纤维发出的神经冲动，进一步阐明感觉的物理基础及肌肉收缩的机制。
1933	Thomas Hunt Morgan 托马斯・亨特・摩根	美国	创立关于遗传基因的染色体学说。
1934	George Hoyt Whipple 乔治・霍伊特・惠普尔	美国	发现贫血症的肝脏治疗法。
	George Richards Minot 乔治・理查兹・迈诺特	美国	

续表

年份	获奖者	国籍	成果
	William Parry Murphy 威廉・帕里・墨菲	美国	
1935	Hans Spemann 汉斯・施佩曼	德国	发现胚胎发育中的组织者（胚胎发育中起中心作用的胚胎区域）效应。
1936	Henry Hallett Dale 亨利・哈利特・戴尔	英国	发现神经冲动的化学传递。
	Otto Loewi 奥托・勒维	美国	
1937	Albert Szent-Györgyi de Nagyrápolt 奥尔贝特・圣捷尔吉・德纳扎波尔蒂	匈牙利	发现维生素 C。
1938	Corneille Jean François Heymans 科尔内耶・让・弗朗索瓦・埃曼斯	比利时	发现主动脉弓和颈动脉窦对呼吸的调节作用。
1939	Gerhard Johannes Paul Domagk 格哈德・约翰内斯・保罗・多马克	德国	发现百浪多息（一种磺胺类药物）的抗菌效果。
1940 ～ 1942	未颁奖		
1943	Carl Peter Henrik Dam 卡尔・彼得・亨利克・达姆	丹麦	发现抗出血维生素 K。
	Edward Adelbert Doisy 爱德华・阿德尔伯特・多伊西	美国	

续表

年份	获奖者	国籍	成果
1944	Joseph Erlanger 约瑟夫・厄兰格	美国	发现同一神经干中的纤维具有不同的功能。
	Herbert Spencer Gasser 赫伯特・斯潘塞・加塞	美国	
1945	Alexander Fleming 亚历山大・弗莱明	英国	发现青霉素。
	Ernst Boris Chain 厄恩斯特・鲍里斯・钱恩	英国	分离、纯化青霉素并进行临床试验。
	Howard Walter Florey 霍华德・沃尔特・弗洛里	澳大利亚	
1946	Hermann Joseph Muller 赫尔曼・约瑟夫・马勒	美国	发现用 X 射线可诱使基因发生突变。
1947	Carl Ferdinand Cori 卡尔・费迪南德・科里	美国	发现葡萄糖的磷酸酯形式及磷酸化在糖代谢中的重要意义。
	Gerty Theresa Cori 格蒂・特蕾莎・科里	美国	
	Bernardo Alberto Houssay 贝尔纳多・阿尔韦托・奥赛	阿根廷	发现垂体前叶激素在糖代谢中的作用。
1948	Paul Hermann Müller 保罗・赫尔曼・米勒	瑞士	发现 DDT 及其化学衍生物对昆虫有剧烈毒性。

续表

年份	获奖者	国籍	成果
1949	Walter Rudolf Hess 瓦尔特・鲁道夫・赫斯	瑞士	发现大脑的某些部位在决定和协调内脏器官功能时所起的作用。
	António Egas Moniz 安东尼奥・埃加斯・莫尼斯	葡萄牙	发现脑白质切除术对特定重性精神病患者的治疗效果。
1950	Philip Showalter Hench 菲利普・肖沃尔特・亨奇	美国	发现肾上腺皮质激素及其结构和生物学作用。
	Edward Calvin Kendall 爱德华・卡尔文・肯德尔	美国	
	Tadeus Reichstein 塔德乌什・赖希施泰因	瑞士	
1951	Max Theiler 马克斯・泰累尔	美国	发现黄热病病原体并成功开发了疫苗。
1952	Selman Abraham Waksman 塞尔曼・亚伯拉罕・瓦克斯曼	美国	发现第一种有效对抗结核病的抗生素——链霉素。
1953	Hans Adolf Krebs 汉斯・阿道夫・克雷布斯	英国	发现三羧酸循环（又称柠檬酸循环）的系列化学反应。
	Fritz Albert Lipmann 弗里茨・艾伯特・李普曼	美国	发现辅酶 A 及其作为中间体在代谢中的重要性。

续表

年份	获奖者	国籍	成果
1954	John Franklin Enders 约翰·富兰克林·恩德斯	美国	发现脊髓灰质炎病毒可在各种组织培养基上生长。
	Frederick Chapman Robbins 弗雷德里克·查普曼·罗宾斯	美国	
	Thomas Huckle Weller 托马斯·哈克尔·韦勒	美国	
1955	Axel Hugo Teodor Theorell 阿克塞尔·胡戈·特奥多尔·特奥雷尔	瑞典	提出氧化酶的性质和作用方式。
1956	André Frédéric Cournand 安德烈·弗雷德里克·库尔南	美国	发明心脏导管术并进行改良，确立了这种疗法在心脏病诊断方面的有效性。
	Werner Forssmann 维尔纳·福斯曼	德国	
	Dickinson Woodruff Richards 迪金森·伍德拉夫·理查兹	美国	
1957	Daniel Bovet 达尼埃尔·博韦	意大利	首次合成抗组胺药物，开发手术时用于麻醉的肌肉迟缓药等多种药物。
1958	George Wells Beadle 乔治·韦尔斯·比德尔	美国	发现基因功能受到特定化学过程的调控。
	Edward Lawrie Tatum 爱德华·劳里·塔特姆	美国	

续表

年份	获奖者	国籍	成果
1959	Joshua Lederberg 乔舒亚·莱德伯格	美国	发现细菌基因重组机制。
	Severo Ochoa de Albornoz 塞韦罗·奥乔亚·德阿尔沃诺斯	美国	发现细菌内的多核苷酸磷酸化酶。
	Arthur Kornberg 阿瑟·科恩伯格	美国	发现 DNA 分子在细菌细胞内及试管内的复制方式。
1960	Frank Macfarlane Burnet 弗兰克·麦克法兰·伯内特	澳大利亚	发现对组织移植的获得性免疫耐受性。
	Peter Brian Medawar 彼得·布赖恩·梅达沃	英国	
1961	Georg von Békésy 格奥尔格·冯·贝凯希	美国	发现耳蜗部分分析和传送声音的物理机制。
1962	James Dewey Watson 詹姆斯·杜威·沃森	美国	提出 DNA 分子的双螺旋结构。
	Francis Harry Compton Crick 弗朗西斯·哈里·康普顿·克里克	英国	
	Maurice Hugh Frederick Wilkins 莫里斯·休·弗雷德里克·威尔金斯	英国	

续表

年份	获奖者	国籍	成果
1963	Alan Lloyd Hodgkin 艾伦·劳埃德·霍奇金	英国	发现神经细胞膜外围和中心部位与神经兴奋和抑制有关的离子机理。
	Andrew Fielding Huxley 安德鲁·菲尔丁·赫胥黎	英国	
	John Carew Eccles 约翰·卡鲁·埃克尔斯	澳大利亚	
1964	Konrad Emil Bloch 康拉德·埃米尔·布洛赫	美国	发现胆固醇和脂肪酸的代谢机理和调控作用。
	Feodor Felix Konrad Lynen 费奥多尔·费利克斯·康拉德·吕嫩	德国	
1965	François Jacob 弗朗索瓦·雅各布	法国	发现酶和细菌合成中的遗传调节机制。
	Jacques Lucien Monod 雅克·吕西安·莫诺	法国	
	André Michel Lwoff 安德烈·米歇尔·利沃夫	法国	论证溶原现象的存在。
1966	Francis Peyton Rous 弗朗西斯·佩顿·劳斯	美国	发现诱导肿瘤的病毒（劳氏肉瘤病毒）。
	Charles Brenton Huggins 查尔斯·布伦顿·哈金斯	美国	发现前列腺癌的激素疗法。

续表

年份	获奖者	国籍	成果
1967	Ragnar Arthur Granit 朗纳·亚瑟·格拉尼特	瑞典	发现眼睛的初级生理及化学视觉过程。
	Haldan Keffer Hartline 哈尔丹·凯弗·哈特兰	美国	
	George Wald 乔治·沃尔德	美国	
1968	Robert William Holley 罗伯特·威廉·霍利	美国	破解遗传密码并阐释其在蛋白质合成中的作用。
	Har Gobind Khorana 哈尔·戈宾德·科拉纳	美国	
	Marshall Warren Nirenberg 马歇尔·沃伦·尼伦伯格	美国	
1969	Max Ludwig Henning Delbrück 马克斯·路德维希·亨宁·德尔布吕克	美国	发现噬菌体（一类病毒）的复制机理和遗传结构。
	Alfred Day Hershey 艾尔弗雷德·戴·赫尔希	美国	
	Salvador Edward Luria 萨尔瓦多·爱德华·卢里亚	美国	

续表

年份	获奖者	国籍	成果
1970	Julius Axelrod 朱利叶斯・阿克塞尔罗德	美国	发现神经末梢的体液性传递物质及其贮存、释放和抑制机理。
	Ulf Svante von Euler 乌尔夫・斯万特・冯・奥伊勒	瑞典	
	Bernard Katz 伯纳德・卡茨	英国	
1971	Earl Wilbur Sutherland 厄尔・威尔伯・萨瑟兰	美国	分离出环磷酸腺苷并证明它与动物体内许多代谢过程有关。
1972	Gerald Maurice Edelman 杰拉尔德・莫里斯・埃德尔曼	美国	发现抗体的化学结构。
	Rodney Robert Porter 罗德尼・罗伯特・波特	英国	
1973	Karl Ritter von Frisch 卡尔・里特尔・冯・弗里施	奥地利	发现动物个体及群体的行为模式。
	Konrad Zacharias Lorenz 康拉德・佐乔里亚什・洛伦茨	奥地利	
	Nikolaas Tinbergen 尼古拉斯・廷贝亨	英国	
1974	Albert Claude 阿尔贝・克劳德	美国	

续表

年份	获奖者	国籍	成果
1975	Christian René de Duve 克里斯蒂安·勒内·德迪韦	比利时	借助电子显微镜发现细胞内的精细结构及其功能。
	George Emil Palade 乔治·埃米尔·帕拉德	美国	
	Renato Dulbecco 雷纳托·杜尔贝科	意大利	发现肿瘤病毒和细胞的遗传物质之间的相互作用。
	David Baltimore 戴维·巴尔的摩	美国	发现某些主要由 RNA 组成的动物病毒可将其遗传信息传给 DNA，该 DNA 再指导宿主细胞的代谢活动，使宿主细胞转化为癌细胞。
	Howard Martin Temin 霍华德·马丁·特明	美国	
1976	Baruch Samuel Blumberg 巴鲁克·塞缪尔·布卢姆伯格	美国	发现传染病产生和传播的新机理。
	Daniel Carleton Gajdusek 丹尼尔·卡尔顿·盖杜谢克	美国	指出慢作用病毒是一些退行性神经病的病原。
1977	Roger Charles Louis Guillemin 罗杰·夏尔·路易·吉耶曼	美国	分离并合成了多种下丘脑释放的激素。
	Andrew Victor Schally 安德鲁·维克托·沙利	美国	
	Rosalyn Sussman Yalow 罗莎琳·萨斯曼·亚洛	美国	建立放射性免疫检验术。

续表

年份	获奖者	国籍	成果
1978	Werner Arber 维尔纳・阿伯	瑞士	发现限制性内切酶并将其用于分子遗传学研究。
	Daniel Nathans 丹尼尔・纳森斯	美国	
	Hamilton Othanel Smith 汉密尔顿・奥塞内尔・史密斯	美国	
1979	Allan MacLeod Cormack 艾伦・麦克劳德・科马克	美国	开发计算机控制的轴向层析 X 射线照相诊断技术。
	Godfrey Newbold Hounsfield 戈弗雷・纽博尔德・豪恩斯菲尔德	英国	
1980	Baruj Benacerraf 巴鲁赫・贝纳塞拉夫	美国	发现细胞表面调节免疫反应的遗传基础。
	Jean-Baptiste-Gabriel-Joachim Dausset 让 – 巴蒂斯特 – 加布里埃尔 – 若阿基姆・多塞	法国	
	George Davis Snell 乔治・戴维斯・斯内尔	美国	
1981	Roger Wolcott Sperry 罗杰・沃尔科特・斯佩里	美国	发现大脑左右半球的功能性分工。
	David Hunter Hubel 戴维・亨特・亨贝儿	美国	发现脑内视觉信息处理的机制。

续表

年份	获奖者	国籍	成果
	Torsten Nils Wiesel 托尔斯滕・尼尔斯・维泽尔	瑞典	
1982	Sune Karl Bergström 苏内・卡尔・贝里斯特伦	瑞典	分离、鉴定及分析了多种前列腺素。
	Bengt Ingemar Samuelsson 本特・英厄马尔・萨穆埃尔松	瑞典	
	John Robert Vane 约翰・罗伯特・文	英国	
1983	Barbara McClintock 芭芭拉・麦克林托克	美国	发现可移动的遗传因子（转座子）。
1984	Niels Kaj Jerne 尼尔斯・卡伊・热尔纳	丹麦	提出关于免疫系统的发育和控制特异性的理论。
	Georges Jean Franz Köhler 乔治斯・让・弗朗茨・克勒	德国	发现生产单克隆抗体的基本原理。
	César Milstein 塞萨尔・米尔斯坦	阿根廷， 英国	
1985	Michael Stuart Brown 迈克尔・斯图尔特・布朗	美国	阐明人体胆固醇的代谢机理。
	Joseph Leonard Goldstein 约瑟夫・伦纳德・戈尔茨坦	美国	

续表

年份	获奖者	国籍	成果
1986	Stanley Cohen 斯坦利·科恩	美国	发现生长因子。
	Rita Levi-Montalcini 里塔·莱维–蒙塔尔奇尼	意大利， 美国	
1987	Tonegawa Susumu 利根川进	日本	发现抗体多样性产生的遗传学原理。
1988	James Whyte Black 詹姆斯·怀特·布莱克	英国	合成心得安和甲氰咪胍两种重要药物。
	George Herbert Hitchings 乔治·赫伯特·希钦斯	美国	合作开发硫鸟嘌呤、6–巯基嘌呤等多种药物。
	Gertrude Belle Elion 格特鲁德·贝尔·埃利恩	美国	
1989	John Michael Bishop 约翰·迈克尔·毕晓普	美国	发现逆转录病毒致癌基因的细胞来源，说明癌症是由于掌管细胞分裂、增殖的信号系统出现异常造成的。
	Harold Elliot Varmus 哈罗德·艾利奥特·瓦默斯	美国	
1990	Joseph Edward Murray 约瑟夫·爱德华·默里	美国	攻克人体器官和组织移植的免疫排斥反应。
	Edward Donnall Thomas 爱德华·唐纳尔·托马斯	美国	

续表

年份	获奖者	国籍	成果
1991	Erwin Neher 埃尔温・内尔	德国	研究基本细胞功能，共同发明膜片钳位技术，用以检测通过细胞膜的极微弱电流的通道。
	Bert Sakmann 贝尔特・萨克曼	德国	
1992	Edmond Henri Fischer 埃德蒙・亨利・费希尔	美国	发现蛋白质可逆磷酸化作用，该作用是一种生物化学过程，可调节细胞中蛋白质的活动，从而支配生命所必需的无数过程。
	Edwin Gerhard Krebs 埃德温・格哈德・克雷布斯	美国	
1993	Richard John Roberts 理查德・约翰・罗伯茨	英国	发现真核生物的基因内含子和基因剪切机制。
	Phillip Allen Sharp 菲利普・艾伦・夏普	美国	
1994	Alfred Goodman Gilman 艾尔弗雷德・古德曼・吉尔曼	美国	发现 G 蛋白及其在细胞内信号传导中的作用。
	Martin Rodbell 马丁・罗德贝尔	美国	
1995	Edward Butts Lewis 爱德华・巴茨・刘易斯	美国	

续表

年份	获奖者	国籍	成果
	Christiane Nüsslein-Volhard 克里斯蒂安娜·尼斯莱因–福尔哈德	德国	发现早期胚胎发育中的遗传调控机理。
	Eric Francis Wieschaus 埃里克·弗朗西斯·威绍斯	美国	
1996	Peter Charles Doherty 彼得·查尔斯·多尔蒂	澳大利亚	发现杀伤性 T 细胞如何识别被外来病毒感染的细胞。
	Rolf Martin Zinkernagel 罗夫·马丁·辛克纳吉	瑞士	
1997	Stanley Benjamin Prusiner 斯坦利·本杰明·普鲁希纳	美国	证实克雅氏病的病原体是一种蛋白质，并命名为朊病毒。
1998	Robert Francis Furchgott 罗伯特·弗朗西斯·弗奇戈特	美国	发现一氧化氮是心血管系统中的信号分子。
	Louis Joseph Ignarro 路易斯·约瑟夫·伊格纳罗	美国	
	Ferid Murad 费里德·穆拉德	美国	
1999	Günter Blobel 金特·布洛贝尔	德国， 美国	发现蛋白质携有控制其自身在细胞内转移和定位的信号。

续表

年份	获奖者	国籍	成果
2000	Arvid Carlsson 阿尔维德・卡尔松	瑞典	发现神经系统中的信号传导。
	Paul Greengard 保罗・格林加德	美国	
	Eric Richard Kandel 埃里克・理查德・坎德尔	美国	
2001	Leland Harrison Hartwell 利兰・哈里森・哈特韦尔	美国	发现细胞周期关键分子的调节机制。
	Richard Timothy Hunt 理查德・蒂莫西・亨特	英国	
	Paul Maxime Nurse 保罗・马克西姆・纳斯	英国	
2002	Sydney Brenner 悉尼・布伦纳	南非	发现在器官发育和细胞程序性死亡过程中的基因规律。
	Howard Robert Horvitz 霍华德・罗伯特・霍维茨	美国	
	John Edward Sulston 约翰・爱德华・萨尔斯顿	英国	

续表

年份	获奖者	国籍	成果
2003	Paul Christian Lauterbur 保罗·克里斯蒂安·劳特伯	美国	发现核磁共振技术可以应用于人体内部结构成像。
	Peter Mansfield 彼得·曼斯菲尔德	英国	
2004	Richard Axel 理查德·阿克塞尔	美国	发现嗅觉受体和嗅觉系统的组织方式。
	Linda Brown Buck 琳达·布朗·巴克	美国	
2005	Barry James Marshall 巴里·詹姆斯·马歇尔	澳大利亚	发现幽门螺杆菌及其在胃炎和胃溃疡中所起的作用。
	John Robin Warren 约翰·罗宾·沃伦	澳大利亚	
2006	Andrew Zachary Fire 安德鲁·扎卡里·法厄	美国	发现 RNA 干扰（基因表达停止）现象。
	Craig Cameron Mello 克雷格·卡梅伦·梅洛	美国	

续表

年份	获奖者	国籍	成果
2007	Mario Ramberg Capecchi 马里奥・兰贝格・卡佩基	美国	发现运用胚胎干细胞可以改变小鼠的特定遗传因子。
	Martin John Evans 马丁・约翰・埃文斯	英国	
	Oliver Smithies 奥利弗・史密西斯	美国	
2008	Harald zur Hausen 哈拉尔德・楚尔・豪森	德国	发现导致宫颈癌的人乳头瘤病毒。
	Françoise Barré-Sinoussi 弗朗索瓦丝・巴雷－西诺西	法国	发现人类免疫缺陷病毒（艾滋病病毒）。
	Luc Antoine Montagnier 吕克・安托万・蒙塔尼耶	法国	
2009	Elizabeth Helen Blackburn 伊丽莎白・海伦・布莱克本	澳大利亚，美国	发现端粒和端粒酶可以保护染色体免于退化。
	Carolyn Widney Greider 卡罗琳・维德尼・格雷德	美国	
	Jack William Szostak 杰克・威廉・绍斯塔克	加拿大	

续表

年份	获奖者	国籍	成果
2010	Robert Geoffrey Edwards 罗伯特·杰弗里·爱德华兹	英国	创立体外受精技术，被誉为“试管婴儿之父”。
2011	Bruce Alan Beutler 布鲁斯·艾伦·博伊特勒	美国	发现能识别微生物并激活天然免疫的受体蛋白质。
	Jules Alphonse Hoffmann 朱尔·阿方斯·奥夫曼	法国	
	Ralph Marvin Steinman 拉尔夫·马尔温·斯坦曼	加拿大	发现树突细胞及其在获得性免疫激活中的作用。
2012	John Bertrand Gurdon 约翰·伯特兰·格登	英国	发现成熟细胞可被重新编程为多能干细胞。
	Shinya Yamanaka 山中伸弥	日本	
2013	James Edward Rothman 詹姆斯·爱德华·罗思曼	美国	发现细胞内部囊泡运输的调控机制。
	Randy Wayne Schekman 兰迪·韦恩·谢克曼	美国	
	Thomas Christian Südhof 托马斯·克里斯蒂安·聚德霍夫	德国， 美国	

续表

年份	获奖者	国籍	成果
2014	John O'Keefe 约翰·奥基夫	美国， 英国	发现构成大脑定位系统的细胞。
	May-Britt Moser 迈 – 布里特·莫泽	挪威	
	Edvard Ingjald Moser 爱德华·英亚尔·莫泽	挪威	
2015	屠呦呦	中国	发现青蒿素对疟疾寄生虫有出色疗效。
	Satoshi Ōmura 大村智	日本	发现阿维菌素，降低了河盲症（盘尾丝虫病）和淋巴丝虫病的发生率。
	William Cecil Campbell 威廉·塞西尔·坎贝尔	爱尔兰， 美国	
2016	Yoshinori Ohsumi 大隅良典	日本	发现对细胞自噬具有决定性意义的基因。
2017	Jeffrey Connor Hall 杰弗里·康纳·霍尔	美国	发现控制昼夜节律的分子机制。
	Michael Rosbash 迈克尔·罗斯巴什		
	Michael Warren Young 迈克尔·沃伦·扬		

续表

年份	获奖者	国籍	成果
2018	James Patrick Allison 詹姆斯・帕特里克・艾利森	美国	发现抑制免疫负调节的癌症疗法。
	Tasuku Honjo 本庶佑	日本	
2019	William George Kaelin Jr. 威廉・乔治・凯林	美国	发现细胞如何感知和适应氧气供应。
	Peter John Ratcliffe 彼得・约翰・拉特克利夫	英国	
	Gregg Leonard Semenza 格雷格・伦纳德・塞门扎	美国